前列腺那点事

马志方　刘　春　主编

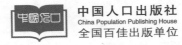
中国人口出版社
China Population Publishing House
全国百佳出版单位

图书在版编目（CIP）数据

前列腺那点事 / 马志方，刘春主编 . -- 北京：中国人口出版社，2022.9

ISBN 978-7-5101-8627-1

Ⅰ . ①前… Ⅱ . ①马… ②刘… Ⅲ . ①前列腺疾病 – 防治 – 普及读物 Ⅳ . ① R697–49

中国版本图书馆 CIP 数据核字（2022）第 119687 号

前列腺那点事
QIANLIEXIAN NADIAN SHI

马志方　刘　春　主编

责 任 编 辑	刘继娟　刘梦迪	
策 划 编 辑	刘继娟	
装 帧 设 计	华兴嘉誉	
插 画 绘 制	闫　慧	
责 任 印 制	林　鑫　王艳如	
出 版 发 行	中国人口出版社	
印　　　刷	北京柏力行彩印有限公司	
开　　　本	880毫米 ×1230毫米　1/32	
印　　　张	6.75	
字　　　数	150 千字	
版　　　次	2022 年 9 月第 1 版	
印　　　次	2022 年 9 月第 1 次印刷	
书　　　号	ISBN 978-7-5101-8627-1	
定　　　价	49.80 元	

网　　　址	www.rkcbs.com.cn
电 子 信 箱	rkcbs@126.com
总编室电话	（010）83519392
发行部电话	（010）83510481
传　　　真	（010）83538190
地　　　址	北京市西城区广安门南街 80 号中加大厦
邮 政 编 码	100054

《前列腺那点事》
编委会

主　编：

  马志方　山西医科大学第一医院

  刘　春　山西医科大学第一医院

副主编：

  张　伟　山西医科大学第一医院

  刘晋峰　山西仁安医院

编　委（按姓氏笔画排序）：

  马志方　山西医科大学第一医院

  王　鑫　山西医科大学第一医院

  王云恩　山西仁安医院

  王旺龙　山西医科大学附属吕梁医院

  石明凯　山西医科大学研究生院

  冯中文　晋城大医院

  毕慧锋　晋城大医院

  任力娟　山西医科大学第一医院

  刘　春　山西医科大学第一医院

  刘　荣　山西医科大学第一医院

  刘晋峰　山西仁安医院

  闫兰幸　晋中市第二人民医院

  米二军　广州薇敏健康管理有限公司

  李向东　介休市人民医院

李通义　山西医科大学研究生院

李继明　广州薇敏健康管理有限公司

杨振亚　山西省肿瘤医院

杨晓峰　山西医科大学第一医院

余立冲　山西医科大学第一医院

宋敬恩　交城县医疗集团人民医院

张　伟　山西医科大学第一医院

张志刚　山西脉烯健康管理有限公司

张俊平　阳泉煤业（集团）有限责任公司第三医院

陈建舟　山西医科大学研究生院

杭天昆　山西医科大学研究生院

郐海洋　山西医科大学研究生院

赵文兵　山西中医药大学附属中西医结合医院

胡佩胜　山西医科大学第一医院万柏林分院

贺宝忠　大同市第五人民医院

秦素芳　山西医科大学第一医院

高宏飞　山西医科大学第一医院

高凯霞　山西医科大学第一医院

高俊平　山西医科大学第一医院

郭晓华　山西医科大学第二医院

常　峰　长治医学院附属和平医院

崔　崟　山西省肿瘤医院

韩宏勇　山西省汾阳医院

程　伟　山西白求恩医院

魏　敏　山西省汾阳医院

插　图：

闫　慧　山西大学美术学院

序 一

　　前列腺疾病是困扰大多数男性的常见疾病，年轻人因为吸烟、酗酒、久坐、少动容易患前列腺炎，泌尿外科门诊来就诊者最多的就是慢性前列腺炎患者。人到中年后，大多数男性出现前列腺增生，会引起尿频、尿急，甚至排尿费力等情况，影响正常生活、工作。近年来，前列腺癌的发病率逐渐升高，已经成为威胁老年男性的头号肿瘤。

　　那么，这些前列腺疾病的发生与哪些因素有关，如何预防，通过哪些表现可以诊断，治疗上有什么新方法和注意事项？本书的作者力求通过浅显易懂的语言解答上述问题，让老百姓读到这本书就可以系统地了解前列腺相关问题，更好地科学预防和治疗前列腺疾病。

　　本书由山西省医师协会男科与性医学医师分会、山西省性学会前列腺疾病专业委员会组织专家编写而成，由于部分作者来自基层医院，编写经验不足，可能会使部分内容不够严谨和翔实，希望广大读者提出宝贵意见，以便再版时修改完善。

张志方

2022 年 5 月

序二

近年来，随着社会经济的不断发展，我国人均寿命和健康水平均达到了历史新高度。习近平总书记在党的十九大报告中提出"实施健康中国战略"，为积极推进健康中国建设，号召全社会以疾病治疗为中心向以疾病预防为中心转变。

世界卫生组织确定每年的 10 月 28 日为"中国男性健康日"，为了更好地宣传普及男性生殖健康科学知识，呼吁全社会关心男性健康，解决男性生殖健康、心理健康和社会承受能力等方面的困惑和疑惑。为更好地宣传男性前列腺疾病的预防保健、科学普及相关知识，由山西医师协会男科与性医学医师分会、山西省性学会前列腺疾病专业委员会联合发起，汇聚省、市顶级三甲医院以及医联体单位的资深男科、性医学专家共同编写的《前列腺那点事》将在二十大之际出版，可以说是各位委员对"我为群众办实事"的生动诠释，更是为男性朋友献爱心、为二十大献贺礼的具体践行。

本书图文并茂，对老百姓关心的前列腺解剖生理以及相关疾病的常见问题进行了通俗讲解，避免了不健康的生活方式、不正确认识及不良广告诱导给广大患者带去的精神痛苦和经济负担。全书分为前列腺解剖生理、前列腺炎、前列腺增生和前列腺癌四部分，系统阐述了前列腺各种疾病的原因、表现和诊断治疗方法，并加入部分最新进展介绍，是适合广大患者和男性朋友日常阅读的科普读物。

衷心希望通过本书可以传播前列腺相关疾病的科学知识，帮助男性朋友提高对前列腺疾病的认识，科学预防，规范诊治，为新时代健康中国、健康前列腺行动尽一份微薄之力。愿关注前列腺健康，关爱前列腺患者，为爱携手同行，我们永远在行动！

2022 年 5 月

前言

　　近年来随着社会经济的发展，生活节奏的加快，尤其是男性朋友来自各方面压力的增大，前列腺的疾患也越来越多，困扰着很多男性朋友，甚至影响到家庭和社会的和谐。

　　为积极推进健康中国、和谐社会的建设，更好地宣传、推广、普及前列腺健康知识。由山西省医师协会男科与性医学医师分会、山西省性学会前列腺疾病专业委员会、山西省性学会性健康教育专业委员会联合发起，汇聚我省多家三甲医院及其医联体单位的资深男科及性医学专家群策群力，共同编写的《前列腺那点事》一书即将在近期出版发行。

　　本书共分为前列腺解剖生理、前列腺炎、前列腺增生和前列腺癌四大部分。通过问答以及漫画的形式，通俗易懂、生动形象地阐释了前列腺各种疾病的病因、症状表现、诊疗方法以及前沿进展，是适合广大医务工作者和男性朋友日常阅读的科普读物。衷心希望通过本书可以进一步传播前列腺相关疾病的科学知识，帮助广大男性朋友提高对前列腺疾病的认识，达到科学预防、规范诊治的目的！

　　在《前列腺那点事》即将付梓之际，我们衷心感谢各位编委所付出的艰辛劳动！希望此书成为广大泌尿男科医务工作者、科普宣传者以及广大男性朋友工作生活中的重要参考资料，同时我们也期盼大家在阅读过程中不断提出宝贵意见和建议，以便今后不断完善。

由于我们编委日常工作繁重，时间仓促且水平及专业知识有限，错误和不妥之处在所难免，敬请广大读者批评指正！

编者

2022 年 5 月

目录

第三章 前列腺增生篇 063

第四章　前列腺癌篇　　157

第一章

前列腺解剖生理篇

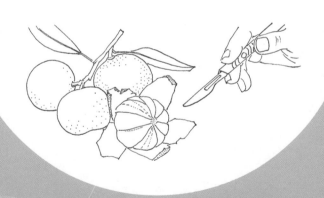

01

前列腺解剖自述

我的名字叫前列腺，是男性特有的生殖腺体，不像身体的其他器官，比如，心、肝、脾、肺、肾等，男女都有。

在你还是小男孩儿的时候，我很小，不显山不露水。随着年龄的增长，我的重要性就慢慢显现出来了，青春期以后，你长大，我也快速长大，我影响着你生活的方方面面，如排尿、性生活、生育等，你说我重要吗？

我也会得病，最常见的是前列腺炎、前列腺增生、前列腺癌，男性在不同年龄段可能遭受这3种病困扰的概率不同，比如，一半的男性都患过前列腺炎，45岁后就可能有前列腺增生的相关症状，50岁以后就有患前列腺癌的风险。有人把我归到泌尿系统中，因为我一生气，你就可能尿不出尿来，其实，我是属于男科学范畴，下面，我就详细介绍一下我自己吧！

我是男性生殖器附属腺体中最大的一个实质性器官，上面是膀胱，也就是储存尿液的地方，我紧紧地包绕着尿道的起始部位，外形像一个栗子，质地韧，颜色红稍带灰白，上端稍宽大，称为底部，属于膀胱面。前面有膀胱颈部与我相接，尿道从我中间穿行而过。我的后面有左、右输精管穿行其中，后上方有一对精囊腺，我的远端稍尖细，背面靠着直肠。

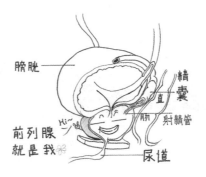

膀胱

精囊

直肠

射精管

前列腺
就是我   Hi~

尿道

我的位置比较深，只能通过超声和 CT 等辅助手段看到我，也可以通过直肠指诊摸到我，我的大小为纵径 3 厘米，横径 4 厘米，前后径 2 厘米，重约 20 克。

可以说，我影响着我的左邻右舍，我分泌的前列腺液是精液的重要组成部分，与生殖密切相关。阳痿、早泄等都与我有关系，如果我生病了，你可能都会尿不出尿来。

你说什么？直肠和我没关系！哼！我只要一发炎，直肠肯定受牵连，什么腹泻、会阴部坠胀等都出来了，更别说我得肿瘤了，当然，我也不想得肿瘤。

正因为关系太紧密，所以，它们有什么问题也会一股脑儿推到我身上了，真是说不清，道不明！

我的上面是膀胱，如果膀胱没感觉或动力不足，再者尿道有狭窄等也会排尿不畅，有人不问青红皂白，就归结为是我的问题。当然了，我如果发炎了，就会出现会阴部和肛门的坠胀，精囊炎和直肠疾病出现的症状和我很多方面相似，有一些粗心的医生也分不清楚，患者就会辗转于消化内科和肛肠科，更糟糕的是，一些医生做前列腺手术时，不注意保护我下面的尿道外括约肌，导致患者术后出现尿失禁，痛苦一生。

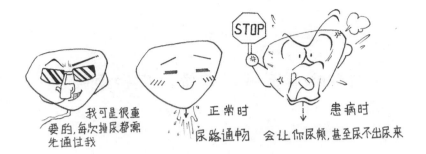

我可是很重要的,每次排尿都需先通过我

正常时

尿路通畅

患病时

会让你尿频,甚至尿不出尿来

　　我的血液供应主要来自膀胱下动脉和直肠会阴动脉的分支,也就是直肠下动脉和阴部内动脉,血管进入腺体后又分为尿道组和被膜组。我的回流静脉不仅回流到髂内静脉,而且和椎静脉相通,得了前列腺癌后,癌细胞很容易通过此途径转移到骶骨和腰椎。另外,还有淋巴管相互交通。

　　我的外面有一层包膜,由结缔组织和平滑肌构成,从外向内由外层、中层和内层构成。外层为筋膜,紧贴在我的前面和侧面,含有丰富的静脉和疏松结缔组织;中层为纤维鞘,也就是固有包膜,是一层致密而坚韧的包膜;内层是肌层,与我的组织内的大量肌纤维相连。因为中层比较致密,所以,许多药物不容易穿透包膜,这是我发炎比较难治的原因之一。

　　这就是我的自述,下面的内容将会更精彩!

02

前列腺有五叶、三带，你知道吗

前列腺内部结构是什么？良性前列腺增生和前列腺癌好发于哪个部位，你知道吗？

根据前列腺包绕尿道的结构关系，人们习惯把前列腺分为前叶、中叶、后叶、左叶、右叶，也就是五叶。中叶和左右两个侧叶的临床意义较大，中叶又称为前列腺峡，呈楔形，上宽下窄，位于尿道后面和两侧叶、射精管和后叶之间。老年人往往中叶增大，将尿道后黏膜顶起，同时中叶更容易突入膀胱，形成排尿过程中的"拦路石"，容易引起排尿费力。左右叶位于尿道的两侧，又称为两个侧叶，增大时从两侧挤压后尿道。当中叶和两侧叶增大时，后尿道延长、变细、迂曲，排尿阻力增加，引起排尿困难。

前叶仅为尿道与侧叶间的狭小区域，相当于钟表的12点区域，此叶多退化，临床无重要性。

后叶位于两射精管之间、中叶的后面，很少发生增大，后叶中间有一个生理性中央沟，在直肠指检时，常根据这个中央沟是否变浅或消失来判断前列腺是否增大，直肠指诊触摸到的就是此叶，也用于前列腺癌的筛查。

在良性前列腺增生行内镜检查时，我们比较容易看到的是中叶和两侧叶的增大，前叶和后叶因为解剖位置不容易看到。

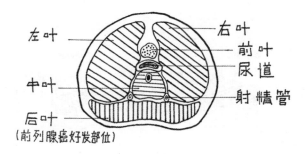

左叶 右叶
前叶
尿道
中叶 射精管
后叶
（前列腺癌好发部位）

为了更好地理解前列腺，美国医生 McNeal 于 1968 年将前列腺结构采用分区方法，已得到医学界广泛的认同。具体来说，前列腺腺体分为移行带（约占 5%）、中央带（约占 25%）、外周带（约占 70%），也就是三带。移行带位于前列腺中部，尿道两侧，包绕着尿道前列腺部；中央带呈楔形，底部紧贴膀胱颈，包绕在射精管周围；外周带呈马蹄形，主要分布于前列腺外周，组成前列腺的背侧及外侧部分，是前列腺癌最常发生的部位。此外，在前列腺的前上方还存在非腺体的前纤维肌肉基质区，其重量可达前列腺总重量的1/3。

前列腺腺体的增生开始于移行带，增生组织呈多发性结节，并逐渐增大，因此，前列腺增生后会首先产生排尿症状，增生的腺体将外周的腺体挤压萎缩形成前列腺外科包膜，与增生腺体有明显界限，手术中容易分离，前列腺增生的手术就是在外科包膜内进行，把增生的腺体切除，而被挤压萎缩的腺体仍在，所以前列腺增生术后从肛门仍可触及前列腺。

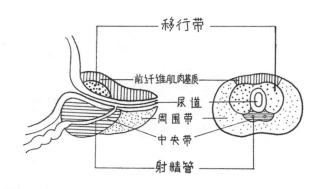

经过以上叙述，你了解前列腺的五叶、三带了吧。

03

前列腺是体内唯一一个随年龄增长一直在生长的器官

前列腺的生长离不开雄激素的作用，男性的第二性征，如喉结、胡须、男性生殖器等都是雄激素作用的外在表现，青春期前的男孩睾酮很低，前列腺基本不发育，古代的太监由于宫刑，很小就把睾丸切除，没有雄激素的作用，前列腺终生不发育。

青春期的最初表现是睾丸长大，随着睾丸的发育，激素水平急剧升高，前列腺快速发育，内部结构也发生变化，腺体细胞不断增多，形成腺管，间质组织增多，分泌功能加强，随着年龄的增加，前列腺呈阶段性增长。

男性 10 岁以前，前列腺很小，重量为 4 克左右，腺体组织未发育，主要由肌肉组织和结缔组织构成，结缔组织所占比例约为 29.6%。

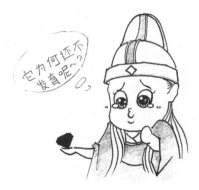

到 10 岁左右，前列腺上皮细胞增多，形成腺管，重量在 12 克左右，结缔组织所占比例约为 30.2%。

青春期发育期间，前列腺腺管迅速发育成腺泡，同时间质也增多，此时重 18 克左右，结缔组织所占比例约为 32.1%，到 24 岁左右发育达到高峰。

男性在 30 岁左右，前列腺腺泡结构复杂化，重 20 克左右，结缔组织所占比例约为 36.4%。

男性 40 岁时，前列腺重约 23 克，结缔组织约占 39.7%。从 45 岁左右开始，整个前列腺开始退化，但位于尿道周围的腺体开始增生，压迫外周区使之萎缩，并最终形成所谓的"外科包膜"。

国内学者夏术阶提出了前列腺随年龄增长而呈阶段性增长的理论，即 0 ～ 9 岁的缓慢增长期，每年增长约 0.14 克；10 ～ 29 岁的加速增长期，每年增长约 0.5 克；30 ～ 49 岁的再次缓慢增长期，每年增长约 0.21 克；50 ～ 79 岁的再次加速增长期，一部分人每年增长约 0.5 克，一部分每年增长约 1.2 克，进入前列腺增生临床期。这个过程与睾丸的发育成熟和睾酮的上升、平衡、下降有关。

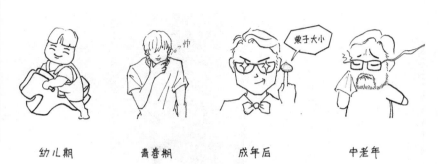

幼儿期　　　青春期　　　成年后　　　中老年

有人提出，虽然年龄大了，可是男性雄激素水平下降了，肌肉也萎缩了，胡须也白了，按道理讲，应该是前列腺变小才对呀！

其实，男性长胡须、肌肉强壮等都是因为雄激素直接作用于这些组织的雄激素受体。而前列腺比较特殊，只有在 5α-还原酶作用下雄激素转化为双氢睾酮之后才能发挥生物学效应，双氢睾酮与雄激素受体更容易结合并且更稳定，所以，单有雄激素水平是不行的。

前列腺增生组织中双氢睾酮含量虽然不高于正常前列腺组织，但是随着年龄的增长，周围血中睾酮水平逐渐降低，而前列腺中双氢睾酮及雄激素受体却仍保持较高水平，与其他雄激素依赖器官不同，前列腺是终生保持对雄激素反应而维持其细胞生长的器官。所以说，随着年龄的增长，前列腺不断增大。

目前一致公认老龄和有功能的睾丸是前列腺增生发病的两个重要因素，两者缺一不可。

外科包膜与前列腺包膜

行前列腺手术时经常提到外科包膜，那么外科包膜是前列腺的包膜吗？

先来谈谈什么是外科包膜，10 岁以前，前列腺还没有完全发育，主要由肌肉和结缔组织构成。青春期后，前列腺迅速发育，在 20 ～ 50 岁，前列腺的体积相对稳定，不会发生太大的变化。但是在 50 岁之后，尿道周围的前列腺移行带开始发生增生改变，增生组织呈多发性结节，并逐渐增大，因此，前列腺增生后会首先产生排尿期症状。增生的腺体将外周的腺体挤压萎缩形成前列腺外科包膜，也就是我们俗话讲的"假包膜"，与增生腺体有明显界限，手术中容易分离。

下图是前列腺剜除术术中看到的外科包膜，是不是感觉在外科包膜下切除增生的腺体就和剥橘子一样呢？

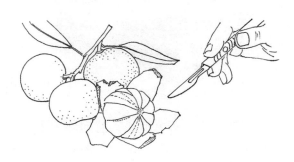

前列腺包膜比较复杂，没有外科包膜那么简单。

前列腺的包膜，由结缔组织和平滑肌构成，从外向内由外层、中层和内层构成。外层为前列腺筋膜；中层为纤维鞘，也叫前列腺固有包膜，也就是我们通常理解的前列腺包膜，它是一层致密而坚韧的包膜，与腺体组织牢固结合，在前列腺的尖部、底部和前表面不存在；内层是肌层（具体在自述里已经讲明）。

张旭教授主编的《泌尿外科腹腔镜手术学》第六章腹腔镜前列腺手术中提到的前列腺应用解剖中，前列腺的周围有3层重要的筋膜。第1层筋膜是紧贴耻骨背侧面及前列腺尖部两侧的盆内筋膜，两者深面为阴茎背深静脉的两个主要分支——左右侧静脉丛。第2层筋膜是前列腺包膜，也就是盆内筋膜延续过来覆盖于前列腺前、侧表面的盆筋膜脏层。第1层和第2层筋膜相互延续并反折形成两条耻骨前列腺韧带。第3层筋膜是前列腺后方和直肠前方的 Denonvilliers 筋膜（狄氏筋膜）。

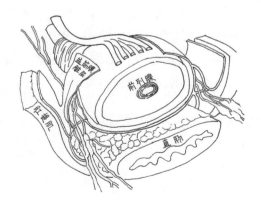

是不是有点儿复杂，简单地说，前列腺周围筋膜分布，在前方是盆内筋膜的脏层延续，覆盖尿道括约肌和背深静脉

丛的表面，在中线附近与前列腺腺体前部的纤维肌基质相融合；两侧面是盆筋膜脏层；后面由前列腺筋膜和狄氏筋膜组成。

前列腺周围筋膜的重要性体现在前列腺癌根治手术上，现在越来越多的人需要保留性功能，只有做到筋膜内将前列腺切除，才能更好地保留神经血管束。

前列腺尖部虽然没有包膜，但前列腺尖部与尿道外括约肌是相延续的，而尿道外括约肌就像排尿的阀门，一旦损害就会出现尿失禁。正常的前列腺腺体组织可以延伸至尿道外括约肌内。

所以，外科包膜主要在前列腺增生时形成，行前列腺增生手术是十分重要的标志。前列腺包膜是由围绕前列腺周围的一些多层纤维结缔组织鞘、弹性纤维、平滑肌纤维、血管、神经等组成，行前列腺癌手术时必须弄明白前列腺的包膜结构才能得心应手。

05

前列腺的生理功能有哪些

前列腺主要是由 70% 的腺体结构和 30% 的纤维肌间质结构组成。腺体组织是前列腺的主要成分，主要功能就是分泌。间质主要成分是胶原和丰富的平滑肌，与前列腺包膜相连。间质收缩负责将前列腺液和精液排到尿道中。

（1）外分泌功能：前列腺分泌的前列腺液受雄激素的控制，每日分泌量为 0.5 ～ 2 毫升，是精液的重要组成部分，是精浆成分之一，占射出精液量的 1/10 ～ 1/3，含有高浓度的锌离子、酸性磷酸酶等，其中蛋白水解酶和纤维蛋白酶有促进精液液化的作用。

（2）内分泌功能：前列腺分泌 5α - 还原酶，能将睾酮变成更有活性的双氢睾酮。双氢睾酮就是具有更大活性的雄激素，在前列腺增生中发挥重要作用。

（3）控制排尿功能：前列腺包绕尿道，构成尿道前列腺部，前列腺间质内有丰富的平滑肌，排尿时，膀胱逼尿肌收缩，尿道外括约肌松弛，尿道前列腺及周围的平滑肌张力下降，排尿顺利进行。当前列腺增生时，应用 5α - 还原酶抑制剂和 α 受体阻滞剂可以缩小腺体、降低尿道压力来改善排尿。

（4）运输功能：前列腺腺体内，前有尿道，后有左、右射精管穿过，射精时，前列腺间质的平滑肌收缩，精液经射精管和前列腺进入尿道，并排出体外。

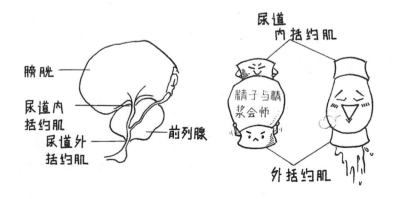

（5）另外，由于前列腺分泌前列腺液，所以还具有以下功能：

1）帮助精子与卵子结合：前列腺液中含有蛋白水解酶和纤维蛋白酶，有促进精液液化的作用，可帮助精子穿过宫颈内的黏液屏障和卵细胞的透明带，使精子和卵细胞能够顺利结合。

2）激发精子的活力：前列腺液中含有一种特殊的成分，能够使精子从精液中获取营养，激发精子的活力。

3）促进精液的液化：精液刚射出体外时呈灰白色或略带黄色，相当黏稠，因受精囊腺分泌的凝固酶作用，很快凝成胶冻状，继而又因前列腺分泌的纤维蛋白溶解酶的作用，在 5 ～ 30 分钟内变成黏度不同的液体，精子就可以在液化的环境中获得自由运动的功能，以便在子宫颈、子宫、输卵管内运行，最终与卵子结合形成受精卵。

4）提高精子的成活率：正常前列腺液呈弱酸性，精囊腺液呈碱性，精液呈碱性，可稀释中和女性阴道中的酸性分泌物，减少酸性物质对精子的侵蚀，提高精子的成活率。

5）维持生殖泌尿系统的健康：前列腺位于膀胱颈的下方，直肠的前方，环绕着尿道，而且前列腺液中的锌离子具有杀菌的功效，使前列腺发挥了抵御外界病菌的作用，从而对维护生殖泌尿系统的健康有一定的帮助。

6）提高性生活的质量：前列腺内布满大量的神经网和神经末梢，因此它是一个性敏感部位，能够激发性冲动和性兴奋，从而有利于性生活的和谐。

06

前列腺液有什么功能

　　前列腺的一个重要功能就是分泌前列腺液，前列腺液的分泌受雄性激素的控制，正常的前列腺液为黏性白色的液体，有蛋白光泽，每日分泌量为 0.5 ～ 2 毫升。

　　精液不是单独由睾丸分泌的。精液主要由精子和精浆组成。精子是在睾丸曲细精管中产生的活细胞，一次射精射出的精子数量 > 4000 万个。精浆则是由睾丸液、附睾液、前列腺液、精囊液和尿道球腺液等共同组成，其中前列腺液占精浆的20% ～ 30%，精囊腺分泌液占精浆的 60% ～ 70%，其余成分仅占 10%。

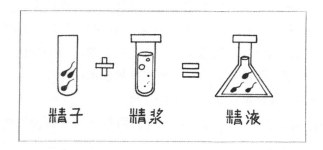

　　前列腺由 30 ～ 50 个腺叶组成，并有 15 ～ 30 个排泄导管。排泄导管口与精阜及尿道脊两侧的尿道相通。前列腺每天分泌0.5 ～ 2 毫升的前列腺液，前列腺液 pH 为 6.3 ～ 6.5，呈弱酸性。

前列腺液里含有锌、蛋白质、血纤维蛋白溶解酶原激活因子、柠檬酸、精胺，以及一些分解酶。

（1）锌：前列腺液内含有高浓度的锌，具有抗微生物的作用。

（2）蛋白质：前列腺分泌物中蛋白质含量很低（＜1%），人射出精液的最初部分（主要是尿道球腺与前列腺的分泌物）含免疫球蛋白（IgG、IgA）、蛋白质、转移因子、溶菌酶、中性蛋白酶和血纤维蛋白溶酶原。其中，蛋白水解酶和纤维蛋白酶可使黏稠胶冻状精液液化。

（3）血纤维蛋白溶酶原激活因子：参与的过程有：①射出精液的凝固与液化；②维持精子的活动性；③穿透宫颈黏液；④穿越透明带。

（4）柠檬酸：在前列腺内参与精液的凝固与液化过程，并能维持精液的渗透压和酸碱平衡。柠檬酸还能与钙离子结合而形成可溶性复合物，因而抑制钙盐的沉淀，可以防止前列腺结石的形成。

（5）精胺：精液的嗅味及结晶即由于此种物质的存在而形成。研究发现精胺具有使精子运动强化，抑制细菌生长等诸多作用。

（6）酸性磷酸酶及其他酶：前列腺内有酸性磷酸酶、淀粉酶、乳酸脱氢酶、芳香酰胺酶和碳酸酐酶等，有助于液化精液，如果酶出现异常会导致精液液化异常，甚至有可能导致不育。检测柠檬酸可帮助判断前列腺功能。检测酸性磷酸酶可以判断前列腺是否癌变。

精液最先流出来的主要是前列腺液，前列腺液是精液冲在前面的先锋官。

07

如何取前列腺液及阅读前列腺液检查结果

前列腺炎发生后，前列腺液分泌增多。直肠指诊按摩取前列腺液时，轻轻一按，尿道外口就流出白色、黏稠的前列腺液。

患者排尿后，膝胸卧位，检查者从上向下按摩前列腺左右两叶各 2～3 次，然后由中线向肛门口按压 2～3 次，嘱患者收缩肛门，再挤压会阴部尿道，前列腺液便从尿道口流出。用玻片接取标本检查。若需培养，应先清洗尿道口，再用无菌容器送检。

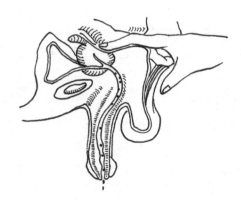

前列腺液常规检查的报告单通常包含以下项目：外观、pH、白细胞计数、卵磷脂小体百分比、红细胞计数、上皮细

胞计数、颗粒细胞计数，以及可能存在于前列腺液中的精子、滴虫等项目。

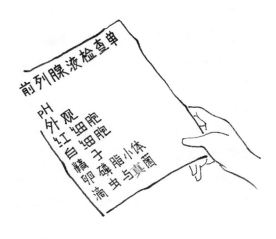

那么，每项指标都有什么意义？

（1）外观：正常的前列腺液为淡乳白色，有蛋白光泽。如果前列腺液呈现黄色且黏稠，提示存在前列腺炎，如果呈现红色多见于结核、结石、恶性肿瘤或按摩时用力过重，反复按压。

（2）pH：正常前列腺液的 pH 为 6.3 ～ 6.5，呈弱酸性。前列腺液的 pH 变化与炎症反应密切相关。pH 高于 6.5，提示可能有前列腺炎，炎症反应越严重，pH 越高。

（3）白细胞计数：正常前列腺液中白细胞一般 < 10 个 /高倍视野。前列腺炎时白细胞增多，> 10 个 / 高倍视野，并可找到大量细菌，以葡萄球菌最多见，其次为链球菌、淋球菌等。

判断是否有前列腺炎时，不能单纯看前列腺液检查报告中的白细胞数量，而需要结合患者的症状一起考虑。对慢性前列腺炎而言，患者治疗后症状缓解，即治疗有效，前列腺液中白细胞数目只是诊断、治疗中的参考。

（4）卵磷脂小体：卵磷脂小体具有免疫功能，均匀地分布在前列腺液中。当炎症发生时，机体会发生免疫反应，巨噬细胞吞噬了大量的卵磷脂小体，卵磷脂小体急剧减少。

检查单正常值为 +++ 到 ++++。发生前列腺炎时卵磷脂小体减少，只有 + 或者 ++，不是均匀分布。

（5）红细胞计数：前列腺液中可出现少量红细胞（＜3个/高倍视野），当按摩前列腺用力过重或者是结核、结石、恶性肿瘤时，红细胞可以增多。

（6）颗粒细胞：正常情况下，前列腺液中颗粒细胞＜1个/高倍视野，如果青年人前列腺液中出现颗粒细胞，则提示存在感染性的前列腺炎。

（7）其他：前列腺液中还可见到精子，因为按摩时挤压精囊腺会有精子溢出，其在前列腺疾病诊断中无重要意义。

如果前列腺液中出现滴虫等，则是一种特殊类型的前列腺炎，性伴侣也需要同时检查和治疗。

青年男性发现前列腺囊肿怎么办

　　青年男性常常会在体检时，通过 B 超发现前列腺囊肿，前列腺囊肿是前列腺的腺泡由于各种因素导致其中充满液体。前列腺囊肿发生的原因有先天和后天两种，先天性囊肿是由于副肾管退化没有完成，导致膀胱下面形成了囊肿，大部分在前列腺尿道的后方开口处；后天性囊肿是炎症或者寄生虫引起的结缔组织增生导致前列腺管狭窄，从而诱发了前列腺囊肿。

　　所以，发现前列腺囊肿不用担心，如果没有排尿困难、射精困难、反复泌尿系感染、膀胱结石、血尿或血精症状，即使有前列腺囊肿，也不需要手术治疗。对于既有前列腺囊肿，又伴随尿频、尿急等膀胱刺激症状、会阴部憋胀不适、阴囊潮湿、性功能障碍的患者，可能患有前列腺炎，需要及时就医。

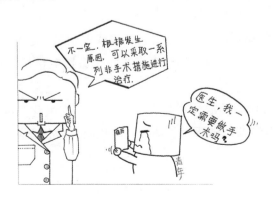

09

精液不液化，会导致不育吗

　　临床上常见精液常规报告显示：精液不液化或不完全液化，这是怎么回事呢？回答这个问题需要先说一下精液。一次射精排出精液 2 ～ 4 毫升，60% ～ 70% 是精囊液，20% ～ 30% 是前列腺液。射出体外的精液在精囊所分泌的凝固酶的作用下呈胶冻状，10 ～ 20 分钟后在前列腺分泌的纤维蛋白溶解酶的作用下液化。任何一个环节出了问题，都会导致不育。如果射精后 30 分钟不能完全液化或 1 小时后才开始液化的现象称为精液不液化。

　　如果精液不液化，可能有两个原因。一是前列腺分泌的这种液化酶缺乏了，不足以把半凝固状态的精液变成水一样的状态；二是精囊腺提供凝固酶多了，以致精液一直处于凝固状态不液化。前列腺发炎或精囊腺发炎都可以出现精液不液化。精液不液化使精子活动受限，减缓或抑制精子进入子宫腔受精而引起不育症。精液黏稠度增高，也会影响精子活率及活力，导致不育。

　　精液凝固和液化对生育十分重要，当液化与凝固因子间的平衡被打破，精液可表现为不液化或者液化异常，最终导致不育。

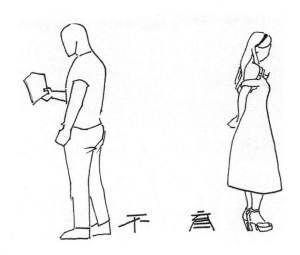

不 看

10

前列腺钙化是怎么回事

　　前列腺钙化是男性常见的前列腺病变之一，多发生在20～40岁。所谓钙化，在病理学上指局部组织中有钙盐沉积，可以是正常生理过程，也可以见于某些病理情况，如前列腺炎，所以通常认为前列腺钙化是前列腺损伤后瘢痕愈合的影像学表现。

　　前列腺钙化应与前列腺结石相鉴别。前列腺结石多发生在50岁以上的老年患者中，是指患者前列腺腺管内及前列腺腺泡内形成的真性结石。这种结石小如米粒，可呈现圆形或椭圆形，质地坚硬。有学者认为前列腺钙化是前列腺结石的先兆。

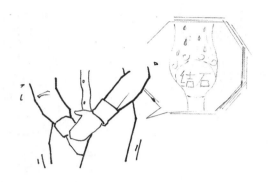

　　影像学发现的前列腺钙化，如果没有不适症状不需要治疗，生活中要养成规律的生活习惯，尽量避免久坐、熬夜、酗酒等不良嗜好。如果不仅有钙化还伴有尿频、尿急、尿痛、会阴部憋胀、阴囊潮湿、下腹抽痛等症状，则考虑前列腺炎，需要及时就医。

第二章

前列腺炎篇

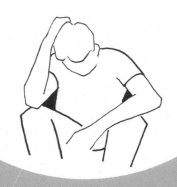

前列腺炎的病因有哪些

前列腺炎的病因复杂，尚不完全清楚，可能与以下因素有关：

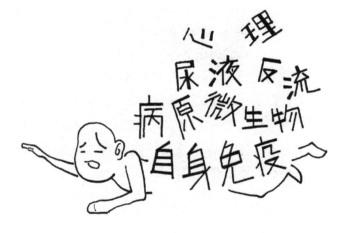

（1）病原微生物：各种病原微生物，如细菌、病毒、支原体、衣原体等通过尿道直接蔓延、血行和淋巴系统感染，导致前列腺感染。

（2）尿液反流：医学上称尿液刺激为化学因素，尿液中含有多种化学物质，当患者局部神经内分泌失调，引起后尿道压力过高或前列腺开口处损伤，就会使尿液的刺激性化学物质反流进入前列腺内，诱发前列腺炎。尤其是不喜欢饮水者，由于尿液浓缩，一旦尿液反流，更加重这一损害。

（3）自身免疫因素及过敏反应：有研究表明，非细菌性前列腺炎与自身免疫性因素有一定的关系。有专家在关节炎患者身上发现"前列腺抗体"，这类患者往往是因为先天或后天免疫缺陷而产生前列腺抗体，从而导致前列腺损伤。如果患者经过检查没有发现细菌、病毒、支原体、衣原体感染的证据，可考虑免疫性因素的存在。临床上发现，对于某种病毒的过敏也可以导致炎症。特别是某些机体抵抗力低下的患者，对病毒的敏感性较高，易诱发非细菌性前列腺炎。

（4）心理因素：不良的心理因素可以使男性盆腔肌肉发生不自主的收缩，因而造成对膀胱、尿道的影响，出现尿频、尿急、尿痛，下腹部、会阴部疼痛不适等症状；还可以刺激机体的自主神经系统，造成前列腺液分泌量的改变。因此，这些患者可出现慢性前列腺炎的症状，但全面的检查往往没有明显异常，适当调整或改变不良的心理因素后，这些症状可以迅速消失或明显减轻。心理因素使得慢性前列腺炎变得复杂、难治，成为疾病迁延不愈的重要因素。

哪些不良生活习惯可引起前列腺炎

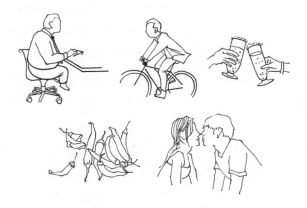

（1）久坐：长时间坐位使会阴部血液循环变慢，导致前列腺充血，代谢产物聚集，使前列腺发炎。

（2）长时间骑车：自行车骑行过程中长时间压迫会阴部，在寒冷天气下骑自行车或电动自行车，更易引起会阴部循环不良，诱发前列腺炎，因此骑车一般不宜超过 30 分钟。

（3）过量饮酒及大量食用辛辣食物：酒类和辛辣食品不是导致前列腺炎的直接病因，但可导致前列腺的血管扩张、水肿或导致前列腺局部抵抗力降低、防御功能受损，使病原体容易入侵前列腺。我国北方地区气候寒冷，人们喜欢饮用烈酒，而一些地区居民喜欢食用辣椒，也未见前列腺炎较其他地区高发，关键是要掌握一个"度"，而且不同个体对外界刺激的反应不同。

（4）纵欲和频繁自慰：有节制、有规律的性生活或适度的自慰，能定期排放前列腺液，促进前列腺液的不断更新，有助于前列腺功能的正常发挥。但过度的性生活和频繁的自慰容易使前列腺出现功能紊乱，甚至使前列腺充血，破坏前列腺的生理功能与免疫力，诱发炎症。

（5）天气骤冷或不注意保暖：局部温暖的环境可使前列腺和输精管内的压力减轻，平滑肌松弛，减少出口的阻力，使前列腺液的引流通畅。保暖可以改善机体组织含氧量，充血水肿容易恢复。受凉后，人体处于应激状态，妨碍前列腺液的排泄，产生淤积而充血，削弱前列腺局部的免疫力，易发生前列腺炎。

（6）不洁性生活：很多前列腺炎是由于不洁的性生活引起的。研究发现，很多女性患有不同致病菌引起的阴道炎，而临床上，一些慢性细菌性前列腺炎患者的前列腺液中存在与其女性伴侣阴道分泌物相同的致病菌，表明有些细菌性前列腺炎可能是性交过程中，女性阴道细菌的逆行感染所致。而非细菌性前列腺炎在临床上发病比例较细菌性前列腺炎高，这些病原体大多数为支原体、衣原体、病毒、真菌或寄生虫，这与不洁的性生活有密切的关系。

03

前列腺炎患者会把炎症传染给性伴侣吗

有些患者得了前列腺炎，性生活时会担心炎症传染给性伴侣，因此长期不进行正常的性生活，久而久之容易造成男性性功能障碍。

那么前列腺炎到底传染吗？这要看引起前列腺炎的原因。临床上多数前列腺炎，不是病原微生物引起的，通过检查找不到病原微生物，而是由于久坐、尿液反流或纵欲等引起，这种情况是不会传染的。如果前列腺炎是淋病、支原体、衣原体、滴虫、真菌等引起的，在感染未得到有效治疗的情况下进行性生活，还是会传染的。所以，应该在进行有效的治疗后，再进行性生活。

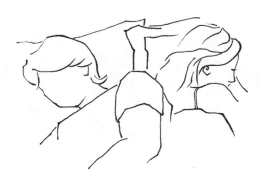

04

前列腺炎会引起血精吗

　　小王，男性，32岁，公司职员，平时公司应酬多，经常喝酒，每遇大量饮酒后，性欲亢奋，喜欢频繁性交，偶有尿频、下腹憋胀，可自行缓解，未引起注意，某日小王的爱人突然发现其精液呈红褐色，故来医院就诊。医生查体，外生殖器未见异常；肛门指诊：前列腺饱满，质韧，中央沟存在，压痛明显。精液分析：可见大量红细胞。尿常规：无白细胞，红细胞2～3个/高倍视野。泌尿系B超未见异常。确诊其患有前列腺炎。嘱其禁饮酒，同时规范治疗3个月。3个月后，未见血精症状复发，来门诊复查，肛门指诊：仍然有轻度压痛。进一步巩固治疗。

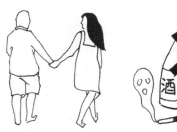
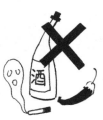
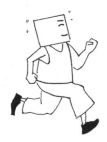

　　医生点评： *前列腺炎患者之所以发生血精，是因为患前列腺炎后前列腺组织及腺管广泛充血，严重时血液从毛细血管*

中渗出，进入前列腺液内；在射精的瞬间，整个输精管都呈现强烈的收缩，之后迅速松弛，一张一弛，造成压力骤增骤减，导致前列腺毛细血管渗透压进一步增加，甚至毛细血管破裂，血液随前列腺液排出，形成血精。再加上饮酒与频繁性交加重这一病情，因此前列腺炎合并血精者，应规范治疗，还要禁酒，并控制性交频率。

05

慢性前列腺炎会引起早泄吗

慢性前列腺炎是男科的常见病、多发病，大约半数的男性在其一生的某个时候会受到前列腺炎的困扰。

早泄（PE），是常见的男性性功能障碍性疾病，国际上尚无统一的标准定义，精神障碍的诊断与统计手册（DSM-5）对早泄的定义（2013）是：持续或反复出现的，在与性伴侣性活动插入阴道后 1 分钟内，或早于预期的提前射精。该症状必须至少存在 6 个月，且必须在几乎所有或所有性活动中均发生过（75% ～ 100%），在临床上它会给个人造成明显痛苦。早泄大致分为原发性早泄即从初次性交开始，总是或几乎在阴茎插入阴道前或插入阴道后 1 分钟内发生射精；继发性早泄即在出现早泄症状之前存在一段时间的正常射精功能，随后阴道内射精潜伏期显著缩短，通常＜ 3 分钟，不能控制射精的时间并产生消极的后果，如苦恼、忧虑、挫折感和（或）避免性活动。

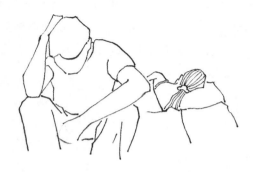

很多文献报道，慢性前列腺炎和早泄常同时存在。那么男性常见的这两种疾病之间有关吗？

尽管慢性前列腺炎与早泄的因果关系和具体机制目前尚不明确，但两者之间的密切关系已经得到证实。有研究报道中将早泄作为慢性前列腺炎或者慢性盆腔疼痛综合征的重要性功能紊乱症状，发病率在 26% ～ 77%。因此，早泄患者应该想到同时有前列腺炎的可能。患有慢性前列腺炎的患者除有慢性前列腺炎的常见症状外，常常伴有明显的早泄。男科门诊以慢性前列腺炎为主诉就诊的患者询问病史中大都会提及合并早泄；以早泄为主诉就诊的患者询问病史中也都会提及合并慢性前列腺炎；还有部分患者以前列腺炎和性功能障碍同时就诊。可见慢性前列腺炎可伴发早泄。在明确诊断的基础上，规范前列腺炎的治疗，是早泄治疗的重要部分。

因此，男性为了"性"福，远离早泄，请注意保护自己的前列腺，要控制辛辣刺激食物和酒精的摄入，不要久坐、憋尿，注意保暖，前列腺功能好了，早泄就会烟消云散。

06

中学生如何预防前列腺炎的发生

进入中学阶段，由于学习压力越来越大，再加上不重视日常生活起居，极易诱发前列腺炎。预防中学生前列腺炎的发生，应从以下几点做起：

（1）常饮水：饮水少，甚至除了饮食滴水不饮，这样必然尿液浓缩，尿液中有害物质会增多。有害物质极易反流入前列腺，引发前列腺炎。因此，应倡导每日除正常饮食外，另外饮水 2000 毫升以上，促进体内及尿道内有害物质排出体外。

（2）忌久坐：久坐会使会阴部及前列腺血液循环不良，是前列腺炎常见的诱发因素。中学生应每节课结束后到室外适当运动。

（3）调情绪：进入中学阶段，学习压力增大，易造成自主神经功能紊乱，使交感神经兴奋。而膀胱内括约肌和前列腺平滑肌内含有很多 α 肾上腺素受体，α 肾上腺素受体兴奋性增加，使膀胱颈和前列腺的平滑肌收缩，尿道压力增高，尿液反流增加而发生前列腺炎。因此，应重视心理调节，保持心情舒畅，避免焦虑、恐惧等。

（4）进行适当的体育运动：适度的体育锻炼能提高抗病能力，有助于前列腺炎症的消退，如跑步、游泳、快走等。

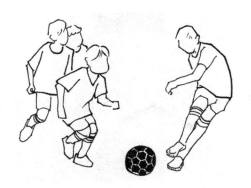

（5）更应常做前列腺功能锻炼：动作要领是端坐位，用力深吸气，在吸气的同时用力提肛门、会阴部肌肉，屏一会儿气，同时保持上述肌肉的紧张状态，然后进行深呼气，同时尽量让全身肌肉松弛下来，重复上述过程。如此动作，早晚各50次为宜。

07

青少年频繁遗精，应想到前列腺炎的可能

明明，15岁，初三学生。因频繁遗精由父母带领就诊。明明说近半年来，每隔两三天就会遗精一次，逐渐伴发尿频，十分焦虑，父母也担心这样下去会影响明明的学习。曾多次带着明明看中医，并服用中药汤药，无明显疗效，故来门诊就诊。查体：外生殖器未见异常。肛诊：前列腺饱满，略大，质

韧，压痛明显。未行前列腺液按摩。尿常规正常。B超：前列腺回声正常。诊断为：前列腺炎，遗精症。服用盐酸坦索罗辛缓释胶囊及活血化瘀、清热利湿中药等。用药1个月复诊，自述遗精次数明显减少，尿频减轻。再继续治疗2个月，尿频消失，近1个月遗精1次。再次肛诊：前列腺压痛明显减轻。继续用药3个月。

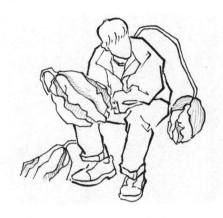

医生点评： 前列腺炎在青少年中发病率有增加的趋势。中学生高强度学习易造成自主神经紊乱，加上久坐、饮水少等易诱发前列腺炎。前列腺是男性附属性腺，有内外分泌功能，而前列腺内的炎性病灶会刺激前列腺的肾上腺神经，从而引起射精中枢兴奋性增加而导致遗精症状频繁发生。

08

哪些食物对前列腺炎的防治有益

前列腺炎的发生与不良的生活、饮食习惯有关，因此合理的饮食结构对前列腺炎的防治有着重要的作用。

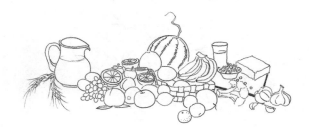

（1）含锌、硒的食物：微量元素锌可以增强前列腺的抗感染能力，含锌高的食物有牡蛎、牛肉、牛奶、鸡蛋、贝类、花生、谷类、豆类、红薯等。硒元素对前列腺炎也有防治作用，绿色蔬菜中的有机硒更有利于人体吸收，如大蒜、蘑菇等。

（2）蔬菜、水果：如西瓜、香瓜、葡萄、猕猴桃、冬瓜、黄瓜等，此类食物具有利尿通淋、清热解毒的功能，有抑制前列腺炎的作用。此外，大蒜、洋葱、韭菜、花菜、西蓝花、卷心菜、番茄都是很好的保护前列腺的食品，这些食品含有丰富的抗氧化和抗炎杀菌活性的物质，可以缓解前列腺炎的症状。

（3）大豆和豆制品：含有植物性雌激素，很多男性一提雌激素就有顾虑，其实没必要担心，研究表明，常食豆类制品的男性前列腺炎发病率低，而且豆类制品对心脑血管疾病也有预防的作用。

（4）花粉提取物：尤其是油菜花粉及裸麦花粉。蜂蜜有与花粉相同的营养成分。没有糖尿病者可以适当食用蜂蜜。

（5）干果、杂粮：红豆、绿豆、花生、南瓜子、葵花子、薏苡仁、核桃仁、芝麻等食物含有丰富的微量元素和 B 族维生素，也有预防前列腺炎的作用。

（6）番茄红素：西红柿、杏、番石榴、西瓜、红葡萄均含有较多的番茄红素，尤其是西红柿含量最高。多吃西红柿，尤其是用油烹调的西红柿，有助于前列腺炎的防治。

前列腺炎诊断的"四杯法""两杯法"

前列腺炎是严重影响男性健康的一种疾病，诊断前列腺炎除了依靠详细询问病史、体格检查及相应辅助检查以外，还有"四杯法"和"两杯法"帮助进一步诊断前列腺炎。

什么是"四杯法"与"两杯法"？

"四杯法"是指分阶段收集疑似患有前列腺炎者的尿液或前列腺液进行细菌培养、菌落计数、前列腺液常规镜检。具体步骤如下：收集初段尿 10 毫升，为 VB1；中段尿 10 毫升，为

VB2；进行前列腺按摩收集前列腺液 10 毫升，为 EPS；前列腺按摩后初段尿 10 毫升，为 VB3。

　　"两杯法"是通过获取前列腺按摩前、后的尿液，进行显微镜检查和细菌培养。根据两杯尿液分析及尿细菌培养进行前列腺炎诊断及分型。

　　"四杯法"诊断前列腺炎结果分析见表 2-1。

表 2-1　"四杯法"诊断前列腺炎结果分析

类型	标本	VB1	VB2	EPS	VB3
Ⅱ	白细胞	−	+/−	+	+
	细菌培养	−	+/−	+	+
Ⅲ A	白细胞	−	−	+	+
	细菌培养	−	−	−	−
Ⅲ B	白细胞	−	−	−	−
	细菌培养	−	−	−	−

　　"两杯法"诊断前列腺炎结果分析见表 2-2。

表 2-2　"两杯法"诊断前列腺炎结果分析

类型	标本	按摩前尿液	按摩后尿液
Ⅱ	白细胞	+/−	+
	细菌培养	+/−	+
Ⅲ A	白细胞	−	+
	细菌培养	−	−
Ⅲ B	白细胞	−	−
	细菌培养	−	−

前列腺炎需与哪些疾病鉴别

慢性前列腺炎临床症状不典型，有的表现为排尿异常、有的表现为会阴部疼痛不适、有的表现为性功能异常，高达45%的慢性前列腺炎/慢性骨盆疼痛综合征患者有膀胱充盈期疼痛症状。有时良性前列腺增生、膀胱过度活动症、间质性膀胱炎、膀胱原位癌、尿路感染、原发性膀胱颈梗阻、尿路结石等表现的尿频、尿急、尿痛可与慢性前列腺炎症状类似。

因此，需要与前列腺炎鉴别的疾病除了上述疾病外，还有神经性膀胱炎、腺性膀胱炎、前列腺癌、男性泌尿生殖系结核、睾丸附睾和精索疾病、肛门直肠疾病、腰椎疾病以及中枢和外周神经病变等。鉴别还要依靠详细病史、体格检查及相应的辅助检查。

总之，由于前列腺炎分为：急性细菌性前列腺炎、慢性细菌性前列腺炎、慢性前列腺炎 / 慢性骨盆疼痛综合征、无症状性前列腺炎 4 种类型，尤其慢性前列腺炎 / 慢性骨盆疼痛综合征鉴别比较困难，除临床症状外还要依靠详细询问病史、体格检查及相应的辅助检查。

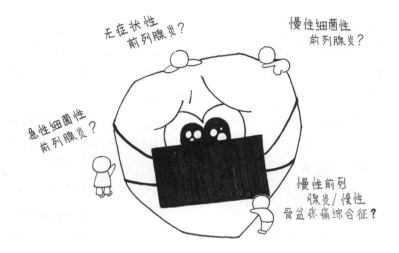

前列腺炎有哪些影响及危害

前列腺炎的影响及危害主要有：

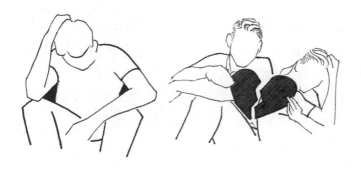

（1）痛苦：可影响工作和生活。由于炎症的刺激，产生一系列症状，如腰骶、会阴、睾丸等部位胀痛、尿不净、尿频等，使患者烦躁不安，影响工作和生活。

（2）影响性功能：可导致阳痿、早泄。由于疾病长期未能治愈，各种症状和不适在性交后加重，或直接影响性生活的质量，对患者造成一种恶性刺激，渐渐出现一种厌恶感，导致阳痿、早泄等现象。

（3）影响生育：可导致不育。长期的慢性炎症，使前列腺液成分发生变化，前列腺分泌功能受到影响，进而影响精液的液化时间，精子活力下降，可能导致男性不育。

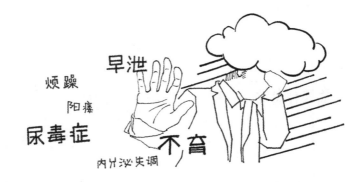

（4）导致内分泌失调：正常情况下，前列腺能分泌多种活性物质。由于前列腺发生炎症，内分泌失调，可引起神经衰弱，以致精神发生异常；也可出现失眠多梦、乏力、头晕、思维迟钝、记忆力减退等症状。

（5）传染配偶引起妇科炎症：前列腺炎可以传染给妻子，特别是一些特殊病菌感染引起的前列腺炎，其炎症可以通过性交途径传染给妻子，如真菌性前列腺炎、滴虫性前列腺炎、淋病性前列腺炎、非淋菌性（衣原体、支原体）前列腺炎等。

（6）易引起感染：人体前列腺中含有一种抗菌物质，叫作前列腺抗菌因子。当前列腺发炎时，这种抗菌因子减少，故而容易引起感染。前列腺炎引起的感染可导致急性尿潴留、急性精囊炎或附睾炎、输精管炎、精索淋巴结肿大或触痛等。

（7）易患肿瘤：最新研究表明，正常人前列腺液中含有一种抗癌物质，对抑制肿瘤有重要意义。而前列腺患病时这种抗恶性病变物质减少，从而易引发肿瘤。

12

前列腺炎患者就诊的三大原则是什么

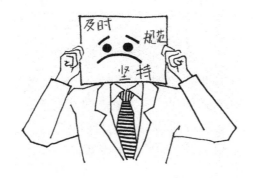

（1）宜早不宜迟：前列腺炎治疗的首要原则就是宜早不宜迟。尿道感染病原体后，如不及时治疗，病原体会由浅及深，由表及里，侵犯前列腺、精囊、输精管、附睾等，此时治疗，难度加大，极易造成久治不愈的后果。

（2）治疗要规范：治疗前列腺炎不能相信小广告，一定要到正规的医院接受全面的、系统的、科学的、规范的检查和治疗，切忌盲目治疗，以免延误病情，错过最佳治疗时机。

（3）治疗要持之以恒：前列腺炎是可以治愈的，但必须坚持科学、规范的治疗。前列腺炎的治疗应该是 10 ～ 12 周为 1 个疗程，即使症状消失后一般还要继续巩固一段时间。另外，不同个人对药物治疗的敏感性和耐受性也各有不同，患者应配合医生采取适宜的方法。

13

慢性前列腺炎的治疗原则是什么

由于慢性前列腺炎的病因多样、病机复杂，临床上根据慢性前列腺炎的病机特点，抓住影响其病变进展的关键，改变疾病的病程，从而达到逐步治愈的目的。

慢性前列腺炎的治疗目标主要是缓解疼痛、改善排尿症状和提高生活质量，疗效评价应以症状改善为主。最常用的药物是抗生素、α受体阻滞药、植物药和非甾体类抗炎止痛药。药物治疗的疗程不少于3个月。

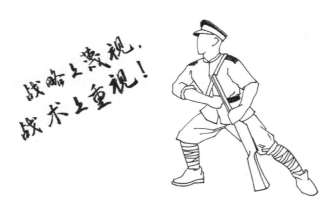

战略上蔑视，
战术上重视！

慢性前列腺炎属于心身疾病，应发展自身兴趣爱好、进行适当的体育锻炼，这对减轻患者的心理负担、消除焦虑情绪、减少精神症状大有益处。

注意生活起居，养成良好的生活习惯，充足的睡眠和起居有节的生活，对慢性前列腺炎所致的精神症状的缓解尤其重要。还要防止过度疲劳、预防感冒、忌烟酒、少吃辛辣刺激食物、不久坐、不长时间骑自行车、不久居寒湿之地、规律性生活等。

14

慢性前列腺炎能治愈吗

慢性前列腺炎占泌尿男科门诊男性成人患者的25%。慢性前列腺炎的临床经过是一个渐进的复杂过程，其本身并无严重后果，不影响生命和工作，但其伴随出现的性功能障碍（阳痿、早泄）、生殖障碍（男性不育）及所引起的精神负担，往往超过疾病本身。

至于慢性前列腺炎能否根治的问题，客观地讲，慢性前列腺炎就像咽喉炎、胃炎等疾病一样，虽然这次治愈了，但遇上诱发因素也一样可以复发。

因此，为了争取将慢性前列腺炎一次治愈后不再复发，或者减少其复发的次数，患者应该从生活中的一点一滴做起，养成良好的生活习惯。

第一，在治疗期间要戒酒，少抽烟，忌食辛辣刺激及肥腻之物。湿热实证患者不宜进食炖品、虾蟹等温补之品，饮食宜清淡而有营养。多食冻豆腐、蜂蜜和锌制剂。既要忌口，又要保证治疗康复的营养需要。

第二，要戒除手淫等不良习惯，性生活宜节制。根据个人身体情况，治疗期间以 1 ～ 2 周一次性生活为宜；至于害怕传染给女方的顾虑，可以通过戴避孕套来解决。积极投身于工作学习和娱乐活动中，减少杂念和不良刺激，减少性兴奋。

第三，要注意改善生活和工作环境。少穿紧身内裤和厚裤，尽量使外阴温度降低，避免久坐；司机和厨师职业的要尽量使工作环境温度降低，或适当进行休息，降低外阴温度；不宜长时间骑自行车，尽量不憋尿。

第四，适当参加体育锻炼，促进气血运行，增强体质。平时可以做提肛运动和会阴部按摩，但不主张剧烈运动。

第五，注意个人卫生，避免不洁的性接触。包皮要经常外翻清洗，去除污垢。包皮过长，特别有包茎者建议行包皮环切术。

第六，平时要避免熬夜和过度疲劳，重视预防感冒。

总之，慢性前列腺炎是可以完全治愈的。

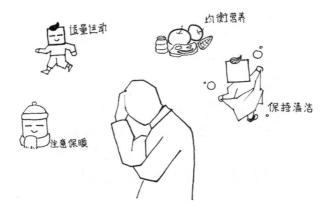

运量运动

均衡营养

保持清洁

注意保暖

15

前列腺炎坐浴治疗的具体做法是什么

　　坐浴疗法实际上也是物理疗法的一种，但由于它不需要借助任何医疗设备，患者自己在家中就可以操作，因此是值得推广的家庭最有效的治疗方法。

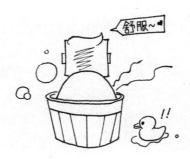

舒服~

其具体操作为：将 40℃左右的水（手放入不感到烫）倒入盆内，约半盆即可，每次坐 10 ～ 30 分钟，水温降低时再添加适量的热水，使水保持有效的温度，每周 1 ～ 2 次，热水中还可加些中药，如广木香、白蔻仁等，若直肠内置入前列腺栓剂或药物后再坐浴，可促进药物的吸收，提高疗效。

　　应当提出的是，坐浴时应该注意保护睾丸，这是因为精子属于高级细胞，对生存条件要求很高，阴囊内的正常温度应为 32 ～ 33℃，当阴囊内的温度因某种原因升高时，影响生精，导致不育。

16

运动治疗慢性前列腺炎

　　古人有谚语"运动劲出来，歇着病出来"；著名体育教育家马约翰说："运动是健康的源泉，也是长寿的秘诀。"伟大领袖毛泽东教导我们："运动就其作用说可以代替药物，但所有的药物都不能代替运动。"可见运动在疾病的发生、发展中起着重要的作用。那么运动能治疗慢性前列腺炎吗？答案是肯定的。有研究表明，适度的体育锻炼可保持内分泌稳定，调节免疫力，这就是医学上所说的运动疗法。

　　什么是运动疗法？顾名思义，运用运动的方法治疗疾病。运动疗法的常见运动有：跑步、散步、打球、游泳等。慢性前列腺炎患者跑步、打太极拳、打球、游泳，每天或者隔天1次，可以有效地改善患者的症状，如精神疲倦乏力、失眠、多梦，会阴部及排尿的不适症状也可以得到有效的缓解。由于运动可以减少坐卧时间，有效地减少因久坐、久卧时间长引起的发病风险。缺乏运动者血液循环相对缓慢，造成盆腔淤血，引起前列腺等局部器官的充血水肿，同时长期缺乏运动，体质下降，机体抗病能力也会下降，从而不能有效抵御病菌感染。但是不推荐剧烈运动，剧烈运动会造成前列腺充血、水肿，因此运动需适度。

　　由于跑步、散步受时间、空间、天气的影响较小，也不需要他人的配合，故是运动疗法的首选。由于打球、游泳对前列腺"按摩"微乎其微，骑自行车对前列腺造成过度压迫，所以这几种运动不予推荐。

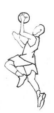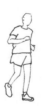

　　总之，运动疗法是治疗慢性前列腺炎的一种好方法，绿色、健康、无不良反应，因此，根据慢性前列腺炎分型在医生的建议下也可以采取运动疗法，生命在于运动，健康在于养生。慢性前列腺炎治疗从运动疗法开始。

17

😊😊😊😊

情志调节在慢性前列腺炎的治疗中重要吗

所谓情志，即喜、怒、忧、思、悲、惊、恐 7 种情绪。任何事物都有两重性，既有有利的一面，也有有害的一面。祸兮福所倚，福兮祸所伏。同样，人的情绪、情感的变化，也有利有弊。研究表明，不良情绪是引发男性前列腺炎的重要原因。

男性如果经常处于工作劳累、焦虑、情绪波动、抑郁等不良情绪危害中，长时间紧张，会使尿液中分泌酸碱性化学物质，这些物质会刺激前列腺引起炎症，长时间不良情绪的波动，会促使前列腺反复被动充血，时间一长，就会引起前列腺炎。同时，不良情绪也会降低机体抵抗力，加重前列腺炎的症状，所以不良情绪可以诱导、促进前列腺炎的发生与形成，以及使治愈的前列腺炎复发。

目前对前列腺炎的治疗，服用药物的同时，保持健康乐观的心态也很重要。因为不良情绪会增加治疗难度，同时也可能让治愈后的前列腺炎复发。

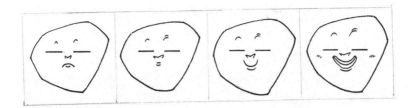

国外医学研究也证明，大多数前列腺炎患者有焦虑、抑郁、恐惧、悲观等情绪，而过度紧张的不良情绪，药物治疗并不是首选，通常医生会建议慢性前列腺炎患者采取积极乐观的心态，消除紧张情绪，症状可以明显改善。因此，建议男性前列腺炎患者，要积极消除不良情绪，这样不仅可以使前列腺炎得到改善和控制，对身心健康也有很大的帮助。

18

如何对慢性前列腺炎患者进行健康教育

世界卫生组织确定每年的 10 月 28 日为"中国男性健康日"，为了更好地宣传普及男性生殖健康科学知识，呼吁全社会关心男性健康，解决男性生殖健康、心理健康和社会承受能力等方面的困惑，号召男性自觉关爱身心健康。

慢性前列腺炎是严重影响男性健康的一种疾病，那么对于慢性前列腺炎患者如何进行健康宣教呢？呼吁全社会男性了解慢性前列腺炎疾病相关知识，降低或消除疾病的危险因素，减轻焦虑、抑郁情绪，保持健康的身心状态，树立战胜疾病的信心。

健康教育的内容主要有：

（1）了解疾病相关知识：了解前列腺的解剖位置、前列腺炎的病因、临床表现、治疗方法和效果以及易复发的原因。告知前列腺炎是一种常见病，不会威胁生命，不影响重要脏器功能，部分患者可自行缓解，并非所有患者都需要治疗。

（2）培养好的生活及工作习惯：这是个性化治疗的重要体现，包括：戒酒和辛辣食物、避免久坐、多饮水、规律性生活、减少憋尿及控制延迟射精、下腹保暖、缓解压力与紧张、加强体育锻炼等。

（3）心理疏导：抑郁或焦虑状态可能是慢性前列腺炎易感或致病因素，并影响临床症状及治疗效果。因此心理疏导很重要，必要时让患者就诊精神心理专科治疗。

（4）坚持规范治疗：慢性前列腺炎的治疗目标主要是缓解疼痛、改善排尿症状、提高生活质量。慢性前列腺炎的治疗方法多样，药物治疗只是其中一部分，并非所有患者都需要药物治疗。调整精神、心理状态，改正不良生活方式、职业习惯同样重要。慢性前列腺炎治疗周期较长，应保持耐心，坚持治疗。

总之，在以疾病预防为中心的健康中国建设新时代，健康宣教对慢性前列腺炎患者非常重要。加强健康宣教，让患者了解慢性前列腺炎疾病相关知识，降低或消除疾病的危险因素，减轻焦虑、抑郁情绪，保持健康的身心状态，树立战胜疾病的信心。

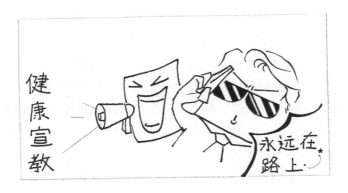

健康宣教 永远在路上·

19

前列腺炎治疗中如何体现偶尔去治愈，常常去帮助，总是去安慰

出自特鲁多医生的墓志铭：To cure sometimes, to relieve often, to comfort always。翻译成汉语是：偶尔去治愈，常常去帮助，总是去安慰。它客观地说明了医生在治疗疾病中的作用，如果患者有机会把病治好了，医生还需要时常对患者给予关怀，并且用宽心安慰的话语来和他交流沟通。这句话用来概括前列腺炎的治疗很恰当。

前列腺炎临床表现不同，治疗药物、方法手段多样，多项临床研究显示，依据患者临床表现分型，进行个体化综合治疗的多模式疗法优于单一疗法。前列腺炎应采取综合及个体化治疗，根据分型选择不同治疗方案。急性细菌性前列腺炎的治疗首选抗菌药物，一旦得到临床诊断立即使用抗菌药物治疗，但治疗前应留取血液及尿液标本进行细菌培养，待培养结果出来后，再选用敏感抗菌药物治疗。医学上推荐开始时经静脉应用抗菌药物 3 ～ 5 天，待患者的发热等症状改善后，推荐改用口服药物，症状重者疗程至少 4 周，而症状较轻的患者也应使用抗菌药物 2 ～ 4 周。

慢性前列腺炎分为一般治疗与药物治疗。一般治疗：包括健康教育、心理和行为辅导，依据患者具体情况制订有针对性的一般治疗措施。药物治疗：慢性前列腺炎最常用的治疗药物是抗菌药物、α 受体阻滞剂、植物制剂和非甾体抗炎镇痛药，它们对缓解症状有不同程度的疗效。目前在治疗前列腺炎的临床实践中，最常用的一线药物是抗菌药物，但是只有约 5% 的慢性前列腺炎患者有明确的细菌感染。慢性细菌性前列腺炎根据细菌培养结果和药物穿透前列腺的能力选择抗菌药物。慢性细菌性前列腺炎确诊后，抗菌药物治疗疗程为 4 ～ 6周，其间一般建议 2 周应对患者进行阶段性的疗效评价，疗效不满意者，可改用其他敏感抗菌药物。慢性非细菌性前列腺炎抗菌药物治疗为经验性治疗，推荐先口服氟喹诺酮类等抗菌药物治疗，只有患者的临床症状确有减轻时，才建议继续应用抗菌药物，总疗程为 4 ～ 6 周。慢性骨盆疼痛综合征不推荐使用抗菌药物治疗。药物 α 受体阻滞剂能松弛前列腺和膀胱等部位的平滑肌而改善下尿路症状和疼痛，因而成为治疗慢性前列腺炎的基本药物。疗程至少 12 周以上，它可与抗菌药物合用治疗慢性非细菌性前列腺炎，合并疗程应在 6 周以上。植物制剂主要指花粉类制剂与植物提取物，其药理作用较为广泛，如非特异性抗炎、抗水肿、促进膀胱逼尿肌收缩与尿道平滑肌松弛等，是推荐治疗慢性前列腺炎的药物；非甾体抗炎镇痛药：治疗慢性前列腺炎疼痛和不适相关症状的经验性用药；M受体阻滞剂：表现有尿急、尿频和夜尿但无尿路梗阻的前列腺炎患者可以使用；抗抑郁药及抗焦虑药：对合并抑郁、焦虑等心境障碍的慢性前列腺炎患者，可选用此类药物。应用时注意此类药物的不良反应。中草药：传统中华民族医药文化源远流长，有研究表明中药治疗慢性前列腺炎安全有效。其他治疗如前列腺按摩、生物反馈治疗、热疗、经会阴体外冲击波治疗、前列腺注射治疗、前列腺灌注治疗、心理治疗、手术治疗对慢性前列腺炎有一定的作用。无症状前列腺炎一般无须治疗。

　　总之"偶尔去治愈，常常去帮助，总是去安慰"是前列腺炎治疗的精准概括。

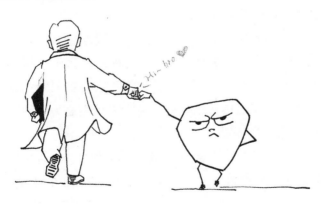

20

中医如何认识慢性前列腺炎

慢性前列腺炎以尿频、排尿不畅、尿后滴尿或滴出白色分泌物、会阴坠胀等为主要临床表现。在古代根本没有前列腺炎这个说法，古代中医因脉象、症状看病因，治疗病因，不十分注意病症。前列腺炎基本上可纳入"精浊""劳淋""白淫"的范畴。

慢性前列腺炎症状复杂而表现不一，乃由病机不同所致，归纳起来有以下几方面：

（1）湿热蕴结：忍精不泄或频繁手淫或房事不节，溢液败精内阻蕴滞而化热生湿；入房不慎而衣裤不洁，湿热之邪由下窍而入浸淫于上；饮食不节而素嗜肥甘辛辣或饮酒太过也可酿成湿热，留注下焦而成本病。临床表现主要为尿频、尿急、尿痛等尿道刺激症状。

湿热下注是急性前列腺炎的主要病机。慢性前列腺炎急性发作时则以此病机为主，其他病机则以兼挟形式出现。此病机贯穿整个疾病的始终，但有主次之分，即或没有体征，也应考虑此病机的存在。

（2）瘀血阻滞：前列腺长期慢性充血使微循环障碍，因此，瘀血既是病理产物又是致病因素。导致瘀血的机制，可由湿热蕴结，日久不去则阻遏气血运行，致使脉络瘀滞，厥阴肝经循股阴而绕阴器且抵小腹，若感受寒邪，厥阴经脉运行不畅，则气滞而血凝。瘀血阻滞的临床表现主要是前列腺肿大压痛，或少腹、会阴、附睾、精索、腰骶等处的疼痛及舌紫暗、有瘀点、脉沉涩等。

（3）肾气亏虚：或先天禀赋不足，或久病迁延不治，或房事不节，或奔驰劳顿，或精神过用均可使肾阳亏虚，阴精暗耗而致本病。临床表现为头晕、耳鸣、腰酸腿软，或疲乏无力、早泄、阳痿；或五心烦热、失眠、盗汗等。

由上可知，湿热蕴结、肾气亏虚、瘀血阻滞是慢性前列腺炎的主要病机，其中湿热蕴结在急性发作时表现突出，肾气亏虚在久病不愈时最为常见，而瘀血阻滞则贯穿疾病始终。在临床上，三者往往夹杂互见，互相影响或转化，使病情复杂难治，所以把握辨证，分清主次，是治疗本病的关键。

21

中医如何治疗慢性前列腺炎

慢性前列腺炎急性发作时，常由湿热下注所致，多表现有尿路刺激症状，尿末滴白量多，脉弦数，舌质红，苔薄黄而腻。治宜清热利湿为主而佐以活血化瘀。可用鱼腥草、败酱草、龙胆草、蒲公英、土茯苓、川牛膝、紫草地丁、大黄、泽兰、益母草、王不留行、三七粉（冲）、琥珀粉（冲）。热毒甚者加半枝莲、白花蛇舌草，若阴囊潮湿、小便混浊或有沉淀，为湿偏重，可用萆薢饮加味，萆薢、石韦、车前草、茯苓、灯芯草、莲子心、石菖蒲、黄檗、王不留行、丹参、桃仁。如湿热并重则上述两方合并化裁。

若病程较久而症状以疼痛为主，是气滞血瘀的表现。多见于慢性前列腺炎重症及顽固难愈者。治宜行气导滞而以活血化瘀为主，兼用补肾或清热利湿。常用丹参、泽兰、赤芍、桃仁、红花、青皮、王不留行、白芷、制乳没、川楝子、小茴香、败酱草、蒲公英、猪苓、路路通。小便滴沥刺痛而排尿不畅或脓细胞多者，为湿热下注，用泽兰、益母草、琥珀粉（冲）、败酱草、石韦、蒲公英等，以增强通淋解毒之力。会阴少腹刺痛或胀痛为气滞血瘀较甚用延胡、川楝子、香附、青皮、制乳没、王不留行等，以增强行气活血之功。腺体质地较硬或有结节，为气滞血瘀更甚，加虻虫、水蛭、蜈蚣、三棱、莪术、穿山甲、大黄，增强破血逐瘀之效。肝经受寒睾丸精索或阴茎疼痛者加青皮、乌药、橘核、小茴香等散寒行滞。

若病久不愈或年岁较大或素体虚弱，见头晕、耳鸣而腰膝酸软、尿末滴白、小便频数而淋漓不尽，或遗精阳痿、早泄等，为肾气亏虚而阴精暗耗，治宜益肾填精而固涩下元为主，兼用活血化瘀或清热利湿。兼见形寒肢冷而小便清长，舌质胖淡，脉沉微而无力者乃肾阳偏虚，可选用金匮肾气丸或济生肾气丸为基本方，若见五心烦热或低热而颧赤盗汗，大便干结而小便黄少，舌红少苔或龟裂而脉细数，则为肾阴偏虚，可用知柏地黄丸为基本方。在此基础上，加用桃仁、王不留行、红藤、丹参、泽兰、益母草等活血化瘀药。若见尿道灼痛者，可酌加滑石、石韦、琥珀粉等；会阴下腹阴囊痛坠者，加川楝子、小茴香、延胡索、乌药、香附等；早泄、阳痿，甚至不育者，可选加仙灵、肉苁蓉、巴戟天，或兼服五子衍宗丸；遗精者加桑螵蛸、金樱子等；腰痛甚者加续断、桑寄生、狗脊等；腺体硬韧加三棱、莪术、穿山甲、制乳没、皂角刺、虻虫、水蛭等。

中医使用活血化瘀药物能改善前列腺的微循环，促使药物渗入腺体组织；清热解毒利湿药物能消除炎性病灶，促使炎性分泌物排除；扶正补肾药物能提高机体免疫功能和前列腺抗感染能力。因此，活血化瘀、清热利湿及扶正补肾药物的综合应用是治疗慢性前列腺炎的有效途径。但证情表现有偏湿热、血瘀、肾虚之不同，方药也必须有多少主次之分，始克奏功。

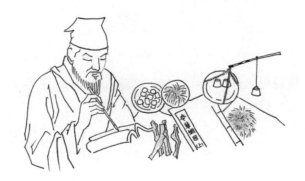

慢性前列腺炎缠绵难愈而最易复发，即使症状完全消失，腺液镜检正常，也应继续使用补肾药、活血化瘀药、清热利湿药，治疗一个阶段，做到除恶务尽而斩草除根。

本病日久多有虚象，最易被泛泛地当作肾虚而误治，辨证时切不可被一派虚象所蒙蔽，而忘记湿邪致病之真情。切忌不究病因，一味蛮补，而犯"实实"之戒。

清热解毒利湿药多属苦寒之品，易伤脾胃，不可过服、久服，否则脾胃气伤。生化乏源，使病情缠绵或变生他病。

慢性前列腺炎除了可以中药治疗外，还可同时配合养生之法，归纳为早睡（晚 22 点之前睡）、早起（早 5 ～ 6 点起床）、早起锻炼（适合自己的锻炼方法 40 ～ 60 分钟），不吃生冷油腻之食品。在选择运动项目时，应避免骑自行车、摩托车、骑马等。

你了解慢性前列腺中医药治疗疗程吗

一般病程超过 1 个月的前列腺炎，即为慢性前列腺炎，中医治疗的疗程取决于以下几方面：

（1）患者体质：若患者体质较好，且配合医生治疗，通常 1 个月症状开始缓解，2 个月症状基本消除，3 个月可彻底治愈。

（2）发病原因：如饮酒、辛辣饮食等，治疗过程中配合医生治疗，忌酒、辛辣，性生活规律，1 ～ 2 个月症状可缓解，但若不改变生活习惯，病情可反复，导致无法治愈。

（3）后期调理：临床治愈后，仍需 3 个月的保养，这非常关键。

第三章

前列腺增生篇

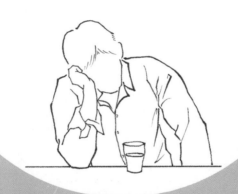

你了解前列腺增生吗

随着经济社会的发展，人民生活水平的提高，社会老龄化的到来，前列腺增生（BPH）的发病率越来越高。前列腺增生一般发生在 40 岁以后，有相关研究发现，60 岁以上男性前列腺增生发生率超过 50%，80 岁时高达 80%，这也说明了老龄化社会的到来，前列腺增生患者也会越来越多。

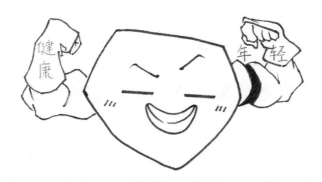

前列腺增生在解剖学上主要表现为前列腺肥大，增生的前列腺可或轻或重地压迫尿道，压迫尿道的程度不同表现出的临床症状也不尽相同。在排尿动力学上表现为膀胱出口梗阻，需要借助腹压排尿；在尿动力学检查时发现尿流率减低、排尿时间延迟；在组织学上表现为前列腺间质和前列腺腺体成分的增生。当然，单纯的增生是一种良性病变。

前列腺增生主要表现为夜尿增多、排尿费力、尿频、尿急、尿痛、排尿时间延迟、尿线变细、尿不尽感等不适。需要一系列的检查来明确诊断、评估病情，包括：①泌尿系超声＋残余尿检查：超声可以看到前列腺的大小、形态、是否伴有结节等；排尿后膀胱内的残余尿量可以评估病情的严重程度；②直肠指诊：有经验的医师可以根据前列腺组织的触感初步评估前列腺组织的良恶性情况；③尿动力学检查：评估排尿期膀胱的功能；④前列腺特异性抗原检查：初步排除前列腺恶性肿瘤的可能。

对于前列腺增生的治疗，主要包括临床观察、药物治疗、手术治疗等。

02

前列腺增生的病因你知道吗

尽管现在国内外医学发展迅速，在许多疾病上都有所突破，但前列腺增生的发生机制仍不完全明确，到目前为止公认为年龄和有功能的睾丸与前列腺增生有关。越来越多的研究也表明，还有许多因素在前列腺增生的发生发展中有着重要作用，包括性激素、前列腺炎症、饮食、微生物、基因等。

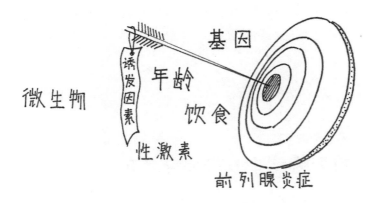

微生物

基因

诱发因素

年龄

饮食

性激素

前列腺炎症

雄激素在前列腺增生过程中有重要的作用，也有一些研究表明雌激素也起到一些作用，雌激素可以增加前列腺中与雄激素结合的受体的水平，因此即使雄激素水平减低，由于雄激素受体水平较高，使之相互结合的效果并没有减低，也可以使前列腺继续生长。

随着近年来对代谢综合征的深入研究，也有研究表明前列腺增生的发生发展与代谢综合征也密切相关。代谢综合征主要包括高血压、胰岛素抵抗、肥胖、高血脂等，有研究发现，前列腺增生伴高血压患者尿潴留发生次数明显增加，血尿发生率明显升高，前列腺体积明显增大，说明前列腺增生合并高血压患者的前列腺体积与高血压病史呈显著正相关关系，认为高血压可以促进前列腺增生的进展。同时在临床上也有一些细心的医师发现前列腺增生患者出现肥胖、高血脂、糖尿病等的比率均明显高于正常人群，从而指出肥胖、血糖浓度、糖尿病是前列腺增生的危险因素。

因此，前列腺增生的发生发展可能是一个多因素综合作用的结果，目前其机制仍没有完全掌握，期待未来的某一天我们可以了解到前列腺增生的发生发展机制，从而在根本上控制前列腺增生这一疾病的进展。

03

前列腺增生为何偏爱老年人

前列腺增生多见于中老年男性，一般发生在 40 岁以后，但这不表明年轻人就不会出现前列腺增生，只是很少见而已。

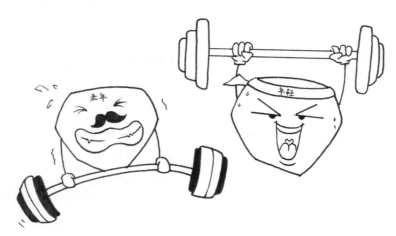

前列腺增生的发生发展最主要的机制就是年龄和有功能的睾丸，随着年龄的增长，前列腺会逐渐增生，同时前列腺是雄激素依赖器官，雄激素会刺激前列腺增生的进展，睾酮可以

被前列腺内 5α - 还原酶还原为双氢睾酮，双氢睾酮的作用较睾酮更强，比刺激前列腺增生的作用更强。有报道发现男性在30岁就可以出现镜下前列腺结节性增生的表现，但是临床上前列腺增生伴下尿路症状，如尿频、尿急、夜尿增多等表现，尤其是膀胱出口梗阻、排尿困难、排尿费力等更常见于50岁以后，所以不禁有些疑问，前列腺增生也会出现在年轻人中吗？有这样的疑问也是很常见、很正常的。但少见并不代表没有，年轻人也会患有前列腺增生，年轻人中也会出现伴有严重下尿路症状、膀胱出口梗阻症状的情况。但前列腺增生的诊断除结合病史、症状、体征等相关临床情况外，也需要结合泌尿系超声、膀胱镜检查、尿动力学检查等相关临床辅助检查来协助诊断。特别是对于年轻人出现前列腺增生相关症状者，由于临床中相对少见，更要借助这些相关辅助检查，进一步明确诊断。但年轻人有前列腺增生是客观真实存在的，当年轻人出现进行性排尿困难时，我们需要想到是不是前列腺增生了，需要到当地正规医院泌尿外科就诊。

04

性生活过多会引起前列腺增生吗

目前，性生活过多是否会引起前列腺增生尚没有一个统一的定论。有一些相关研究表明性生活过多会引起前列腺增生，但也有一些研究中发现性生活过多是前列腺增生的保护因素，不会引起前列腺增生的发生，这两种观点在根本上是对立的。

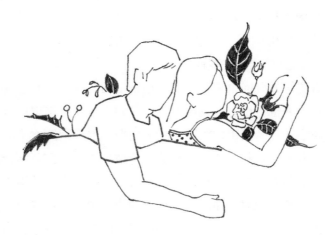

认为性生活过多会引起前列腺增生的发病，是由于性生活越多越表明体内雄激素分泌旺盛，雄激素水平高会刺激前列腺增生，而且性冲动的发生会使前列腺持续处于充血状态，从而加强了前列腺的功能活动，延缓了前列腺萎缩的进程，加强了前列腺结节的增生，促进了前列腺增生的进展，这就类似于拉马克进化论中"用进废退"的观点，就像人的大脑，越用越灵活、反应越快，长时间不动脑不思考，就会反应迟钝，不善于通过自己的思考解决问题。

在"性生活过多会保护前列腺"的观点中，认为射精可以终止前列腺的充血状态。

同时一些国外的研究中也发现不同的社会阶层、婚姻状况、性欲高低的人群，前列腺增生的发病率似乎没有明显差别，这就说明性生活对前列腺增生的发生没有明显的相关性。

人体是一个奇妙的综合体，目前对于性生活过多是否会引起前列腺增生还没有统一的认识，所以仍需我们去发现、去研究、去探索、去总结。

05

前列腺增生会遗传吗

　　前列腺增生是中老年男性常见的慢性疾病之一，随着年龄的增长，发病率逐渐升高，表现为前列腺组织增生，导致尿液排出受阻，继而出现排尿费力、尿频、尿急等一系列症状。但目前前列腺增生的发病机制仍不完全明确。

　　在目前的研究中发现，细胞色素 P_{450} 家族、CPY17 基因等可以引起前列腺组织增生，因此前列腺增生在一定程度上是有遗传倾向的，前列腺增生的发生发展与遗传是有关系的。

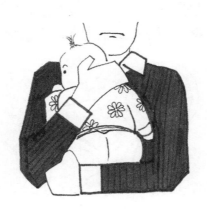

06

哪些生活方式会加大前列腺增生的风险

　　引起前列腺增生的原因主要有高龄和有功能的睾丸两个因素，其次还有代谢综合征、基因等因素。但有些不健康的生活方式也会加大患前列腺增生的风险，那么有哪些不健康的生活方式呢？

　　日常生活中常见的不良生活方式首先是吸烟、饮酒、经常食用辛辣刺激性食物等，这样会很大程度上增加前列腺增生的发生率；其次就是之前谈到的过频繁的性生活，但也有一些研究对于过多的性生活表示可以保护前列腺，这个观点尚有一些争议；再次还有一些久坐的伴有前列腺炎或慢性膀胱炎的患者，不正规治疗，导致慢性炎症迁延不愈，或者慢性前列腺炎的患者不注重日常生活习惯的自我调节，这些也会导致前列腺增生的发展；此外，缺乏运动会导致血管硬化，造成前列腺局部的血液循环障碍，也会导致前列腺局部代偿增生。

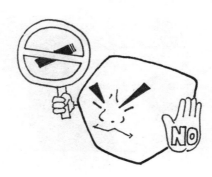

健康的生活方式可以预防前列腺增生的发生。在饮食方面，可以清淡饮食、多吃水果和蔬菜，尽量少食辛辣刺激性食物，减少对前列腺的刺激；加强体育锻炼，促进血液循环，拥有一个健康的体魄；避免久坐，骑自行车、电动车时间不要过长，避免前列腺因久坐而充血；保持一个平稳的心态，心态差、心理负担较重会导致内分泌失调，从而影响体内激素的平衡，保持心情舒畅会减少前列腺增生的发生风险。

07

前列腺增生与肥胖有关系吗

多种因素可导致前列腺增生，有研究者指出，肥胖是前列腺增生的独立危险因素，肥胖者发生前列腺增生的概率较正常人高近 3 倍，其机制可能如下。

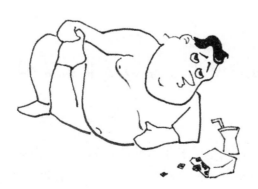

（1）肥胖可导致全身炎症反应，使组织处于氧化应激状态。而有证据显示炎症反应与前列腺增生之间存在关联。分析前列腺术后标本发现，前列腺组织的炎症范围、严重程度与前列腺增生体积明显相关，有研究显示血清 C- 反应蛋白升高可能增加前列腺增生的发生风险；还有研究报道，每日服用非甾体抗炎药可使下尿道症状、尿流率下降、前列腺体积增大等事件发生的风险级别降低。

（2）肥胖可使雌激素分泌异常：男性体内的雌激素相当部分是雄激素通过存在于脂肪组织中的芳香化酶的作用转化而来的。肥胖者体内脂肪大量堆积，芳香化酶的含量随之增加，可能破坏雌、雄激素代谢平衡，改变体内雌、雄激素水平比值，进而刺激前列腺组织上皮与间质细胞增生及比例改变。

（3）肥胖会影响睾丸血液循环：有研究者提出，肥胖者腹内压增加，使睾丸与前列腺静脉回流受阻，从而导致睾丸内睾酮浓度增加，前列腺组织静脉压升高，进而促使前列腺增生发生。

08

前列腺增生与高血压有关系吗

前列腺增生是中老年男性的常见病和多发病，高血压也多发生于中老年。近年来许多研究表明，前列腺增生和高血压之间存在密切关系，高血压尤其是舒张压的升高可能是前列腺增生发生发展的独立危险因素。统计资料表明，60岁以上的前列腺增生患者中约25%同时合并高血压。进一步分析显示，舒张压增高与前列腺增生发病关系密切，调整其他因素后，研究发现舒张压仍与前列腺增生的发病有关联。

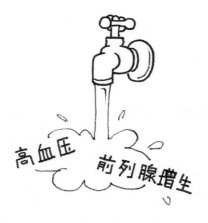

　　高血压病和前列腺增生有一些共同特点，例如，发病率均随着年龄的增加而增加，但最显著的特点是交感神经系统在两者发病原因上的关联性。通过 α 受体调节的交感神经状态在控制血压方面非常重要。前列腺腺体周围分布有复杂的神经网络，其中大部分为肾上腺素能神经，α_1 受体也存在于前列腺、尿道和膀胱颈中。前列腺增生患者交感神经活动性增强，致使前列腺平滑肌细胞收缩和肥大而导致下尿路症状和梗阻。有学者报道合并高血压的前列腺增生患者下尿路症状较单纯前列腺增生更为严重。前列腺增生合并高血压患者的国际前列腺症状评分（IPSS）显著高于单纯前列腺增生患者；另外，高血压还会降低某些药物对下尿路症状的疗效。因此，目前来说，前列腺增生和高血压之间存在着某种联系，但具体的作用机制还有待进一步研究。在治疗药物选择方面也会随着科学的发展而逐步解决。

对于患者来说，保持良好的生活习惯，尽量戒烟限酒，勤锻炼对于缓解高血压和前列腺增生都有较好的作用。

09

前列腺增生与糖尿病有关系吗

前列腺增生与糖尿病是两种常见的疾病，又是完全不同的两种疾病。一般人都不会把它们混为一谈，但是它们确实会出现类似的临床症状，给我们的认知造成了些许困扰。其实前列腺增生与糖尿病在致病原因、临床症状、治疗方法等方面都不同。

前列腺增生是一种常见的泌尿系统疾病。糖尿病是一组以高血糖为特征的代谢性疾病。前列腺增生与糖尿病都会出现尿量增多的临床症状。因此好多人都无法分辨到底是前列腺增生，还是糖尿病。其实这两种疾病在致病原因、临床症状、治疗方法等方面都不同。

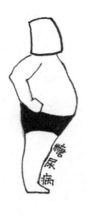
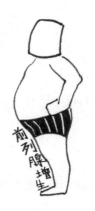

　　首先，在病因方面，引起前列腺增生的致病原因很多，常见的有吸烟、肥胖、酗酒、遗传、人种及地理环境等；而糖尿病的致病原因是遗传因素和环境因素的共同作用引起胰岛 β 细胞的损伤。基因突变、进食过多、体力活动减少、免疫系统异常等因素是糖尿病的常见病因。

　　其次，在临床症状方面，前列腺增生患者会出现尿频、夜尿增多、尿急、尿失禁、排尿困难、尿不尽、残余尿增多、血尿、尿路感染、膀胱结石、肾功能损害、长期下尿路梗阻等临床症状；而糖尿病患者的临床症状就是我们平常所说的"三多一少"，即多饮、多尿、多食和体重减轻。

　　最后，在治疗方面，前列腺增生可以通过手术、药物、微创等手段进行治疗，这些方法治愈率高；而目前还没有治愈糖尿病的药物，我们只能通过多种治疗手段进行控制。

10

前列腺增生与运动有关系吗

一经发现有前列腺增生疾病，大多数人会首先考虑抗生素及手术等治疗措施，其实运动也可增强前列腺组织的血液循环，改善病情。运动不仅可以缓解前列腺增生病情，也可以提高自己的身体功能，预防很多疾病。

虽然青壮年也有可能出现前列腺增生，但青壮年的机体抵抗力比较好，在经过一段时间治疗之后，病症会消除，而老年人不一样，他们可能长时间受折磨和痛苦。大多老年人需要通过药物及手术的方法来治疗疾病，其实除了这些方式之外，老年人也可以适当地参加一些体育锻炼来改善疾病。

前列腺增生的体育疗法：

老年人经常参加一些运动，可以有效地增强体质，促进会阴部位的血液循环，如做收腹提肛操，随着自主呼吸，吸气的时候收小腹，缩肛门，而呼气的时候放松，每天连续做上几次。此外，也需要增加会阴部位的运动量，如跑步、打太极拳，都可以改善血液循环，避免前列腺增生。

患者需要长期坚持参加体育锻炼，以增强免疫功能，促进消化，也可以避免老年发胖，但是，在选择运动项目的时候，要注意尽可能少骑自行车，因为长时间骑车会压迫尿道上段的前列腺组织，前列腺组织长时间处于充血状态，也会有增大的症状。

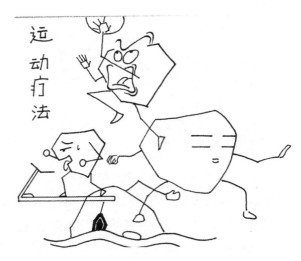

11

什么是尿频？正常排尿次数是多少

　　尿频顾名思义就是频繁地排尿，排尿次数明显增加。
　　尿频主要分生理性尿频和病理性尿频两种类型，正常人正常量饮水一天的排尿次数白天为 4 ～ 6 次，晚上睡觉后为 0 ～ 2 次。

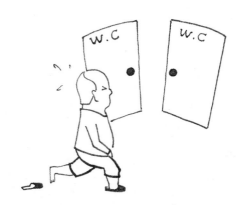

什么是生理性尿频呢？在我们日常生活中，如果摄入大量的水，相应地，排尿次数也会明显增多，而且有时候我们吃了大量西瓜等含糖量、含水量较多的水果时也会出现排尿次数增加的现象，这些都是生理性尿频，也就是说，这都是身体做出的正常反应。

病理性尿频简单说就是一种不正常的生理现象，而是由身体相应的某种疾病导致的。导致病理性尿频的原因也有很多。

第一，就是尿崩症，何为尿崩症呢？简单说就是体内的一种促进重吸收水分的激素的绝对缺少或者其作用的敏感性的下降，导致体内的水分不能被机体重吸收，从而使体内的水分被机体过多地排出体外，这类患者因为体内水分的大量流失，导致出现口渴、大量饮水，以及多尿、尿频的症状。

第二，尿频还表现在糖尿病这样一种常见的慢性病上，糖尿病主要是由于胰岛素的绝对或相对缺乏，导致体内的葡萄糖水平相对升高，从而造成了渗透性利尿，大量尿液从肾脏排出，表现为多尿，这里的多尿就表现在尿量较正常多，排尿次数较正常多。

第三，泌尿系统炎症也表现为尿频、尿急。炎症刺激膀胱黏膜过度敏感，导致膀胱的过度活动，从而出现尿频。

第四，还有一种特殊的尿路感染即泌尿系统结核，在泌尿系统结核的早期，膀胱内由于结核分枝杆菌的刺激，会引起尿频、尿急等症状，而在疾病后期，由于结核杆菌的作用使膀胱容量极度减小，有的甚至不足 50 毫升，也就是说膀胱甚至都不能容纳 50 毫升尿液，就需要紧急排尿，这也表现出排尿次数增加，但每次排尿量减少。

第五，前列腺增生引起的尿频，主要是由于前列腺增生刺激膀胱，导致膀胱的不稳定性，而且前列腺增生压迫尿道会导致膀胱的尿液排出受阻，使膀胱内潴留的尿液越来越多，有效容量减少，每次尿量减少，但排尿次数明显增多，特别是在疾病发展的早期即表现出来频繁的夜尿。

尿频的原因是多种多样的，同样一个症状的表现可能是由不同的疾病导致的。所以说了解尿频非常重要，它对了解身体的情况及简单的疾病有非常大的帮助。

12

什么是前列腺增生的排尿期症状

前列腺增生的症状主要表现在其排尿方面，而排尿方面的症状又细分为排尿时的症状和储尿时的症状。

前列腺增生排尿时的症状（排尿期症状）主要表现在排尿费力、排尿时间延长、尿线变细、尿流中断、尿不尽感等诸多方面。

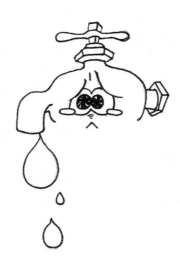

　　那么为什么会产生这些症状呢？

　　我们再次从前列腺的解剖位置说起，前列腺在膀胱的下方，包绕尿道，简单地把我们的手比作前列腺，把塑料水管比作尿道，当我们用手使劲攥住水管的时候，水流会因水管狭窄明显变细，水量减少。这也与我们人体的反应一样，当前列腺增生组织压迫正常尿道，使尿道狭窄的时候，膀胱内的尿液流出明显受阻，膀胱需要使劲收缩才能挤出尿液，甚至需要增加腹压也就是我们常说的鼓肚子才能将尿液排出，而且排出的尿线较细、尿液较少，有时甚至是一股一股地排出尿液，排尿时间大大延长，当梗阻严重到某种程度时，超过了膀胱的收缩力时，膀胱就挤不出其内的尿液了，尿液也就慢慢积存在了膀胱内，也就出现了尿不尽的感觉，甚至膀胱内尿液潴留量超过

2000 毫升。

在有些人群中，排尿费力的症状会越来越严重，有些会突然间出现不能自行排尿的情况，膀胱内尿液越积越多，下腹部憋胀不适，出现急性尿潴留，需要及时到医院就诊，留置尿管通畅尿液，及时解除梗阻，必要时可手术切除前列腺，才能改善排尿期的不适症状。

13

什么是前列腺增生的储尿期症状

前列腺增生的储尿期症状主要是指憋尿时的症状，主要表现为夜尿增多、尿频、尿急等。

前列腺增生早期表现出来的症状可能就是夜尿增多，有些晚上不起夜的老人，每晚会排尿 1 ～ 2 次，可反映出早期梗阻的征象，甚至可能出现每晚排尿 4 ～ 5 次。由于前列腺增生后增生组织可刺激膀胱，导致膀胱刺激症状，在储尿期可有膀胱不稳定的表现，即尿频、尿急，或排尿习惯的改变，有些老年人会一会儿去一趟厕所，或者有些人一听见水流声就想小便，这就是尿频，也有一些老年人会出现一有小便的感觉就想去厕所，严重者甚至不敢远行，不愿去周围没有厕所或者离厕所较远的公共场所活动，更有甚者会出现尿意一来，赶不及上厕所就会尿湿裤子的情况，严重影响老年人的日常生活以及与他人的社交活动。

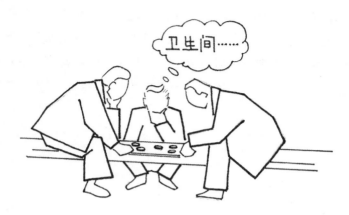

当然，膀胱炎症等其他疾病也会引起尿频、尿急等膀胱刺激症状，这也影响老年人对自我病情的判断。

正确认识前列腺增生的储尿期症状，有利于早期发现、早期治疗，取得更好的疗效。

14

前列腺增生会影响膀胱病变吗

人体是一个整体，一个器官或组织的病变，也会影响其相邻的器官或组织以及同一系统的器官或组织。所以前列腺增生不仅表现在前列腺组织的过度增生肥大上，其增生组织压迫尿道导致尿道狭窄，尿液流出不畅，也会影响到膀胱的形态及功能。

　　前列腺位于膀胱的下方，其内有尿道通过，也就是说尿液会经过前列腺组织排出体外，前列腺增生后，增生的组织会或多或少地压迫尿道，导致排出尿液时压力增大，膀胱需要更大的收缩力使尿液排出，因此，在前列腺增生的前期，膀胱组织会代偿收缩，所需的收缩力越来越大，但是当增生越来越重，膀胱没有足够的收缩力来排尿的时候，膀胱内残留的尿液就会越来越多，也就会有排尿困难、尿频、尿急、尿不尽的感觉。

　　因此前列腺增生会使膀胱功能代偿性增强，而后膀胱功能逐渐变弱，残余尿越来越多，膀胱越憋越大，类似于我们玩的气球，将一个气球吹起来放了气，气球可以迅速恢复到本来的样子，但是当把气球吹起气，放在一边很长时间，再将气球里的气放掉，气球就不会恢复到原来的大小，会比之前大一些，膀胱也是这样的情况。长时间憋尿，不能完全排出尿液，会导致膀胱的收缩力减弱，残余尿越来越多，最终影响到膀胱的功能和形态，出现一系列的临床症状，甚至出现充溢性尿失禁的症状，也就是膀胱内残留的尿液达到了最大量，尿液不自主地排出的现象。

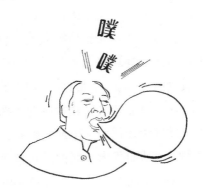

15

☺☺☺♡

前列腺增生会导致肾、输尿管病变吗

　　前面我们说到了前列腺增生与膀胱的关系，前列腺增生会导致尿液排出困难，最终导致膀胱扩张，残余尿量增多。当然泌尿系统是一个整体，前列腺、膀胱、输尿管、肾脏是一个连续的系统，并不是孤立存在的，而是相互影响的。

　　轻度前列腺增生早期无明显不适，或表现出夜尿增多，伴随轻度尿频、尿急等不适。当增生逐渐进展，表现出排尿困难、尿频、尿急、尿不尽感时，膀胱逼尿肌开始代偿，将膀胱内的尿液尽可能地挤出去。前列腺进一步增生，尿道的压力超过膀胱的代偿压力时，就到了失代偿的阶段。膀胱没有足够的力气将残余的尿量排出体外，导致残余尿量会越来越多，到了膀胱不能再存尿液的时候，尿液就会从尿道不自主地流出来，此时膀胱处于极度充盈状态，膀胱内压力增大，尿液会通过输尿管反流回肾脏，造成双侧输尿管扩张积水，双侧肾盂扩张积水，严重时甚至可以影响肾功能。

　　所以说整个泌尿系统是一个整体，泌尿系统尿液的排出过程是一个单向路径，只能从肾脏到输尿管再到膀胱从而经尿道排出，但当整个过程中的任何一个地方阻塞，都会导致上面的器官尿液排出受阻，从而积水。就像是一条单行线上，任何一处交通阻塞都会使后来的车辆堵塞，导致车辆越堵越多，整个交通瘫痪。同样的道理，前列腺增生严重时也会导致上尿路的积水扩张，甚至导致肾功能恶化，体内代谢废物不能排出体外，导致全身各脏器系统的恶化，相应地出现一系列临床症状。

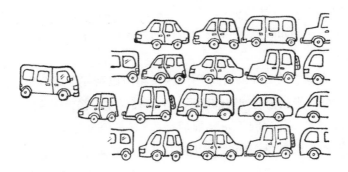

16
前列腺增生的诊断方法有哪些

对于前列腺增生诊断的客观指标主要有直肠指诊、实验室检查、影像学检查、尿动力学检查及膀胱镜检查。

直肠指诊在前列腺增生的体格检查中具有重要作用，在前列腺直肠指诊中我们可以通过触摸前列腺组织的硬度、结节的大小、位置等初步排除前列腺癌的可能。

实验室检查也就是化验抽血的检查包括血常规、尿常规 + 尿培养、血 PSA 检查、肾功能检查等，通过上述检验结果分析是否有尿路感染、肾功能情况以及初步筛选出前列腺癌患者。对于尿常规中尿白细胞较高、尿细菌培养阳性患者，需根据药敏试验结果使用抗生素治疗；对于肾功能受影响的患者，予以留置尿管或者耻骨上膀胱穿刺造瘘通畅尿液，保肾治疗；改善肾功能，当肾功能改善后予以进一步的手术治疗；对于血PSA > 4mmol/L 者，可进一步行前列腺磁共振、穿刺排除前列腺癌。

影像学检查中首先应用泌尿系超声以及残余尿测定，此项检查可初步测量前列腺前后径、上下径、左右径，于临床工作中通过公式：前列腺重量 = 前后径 × 上下径 × 左右径 ×0.546，估算前列腺重量，同时可以测出膀胱内残余尿。这里需要说明一下，前列腺增生症状表现出的严重程度与前列腺的大小并不是成正比的，不是说症状越重，前列腺就越大，而是与前列腺组织的增生位置有关。残余尿量主要表现出一次排尿完成后残留于膀胱内的尿量，这对评估病情的严重程度有重要作用；前列腺磁共振检查可以进一步除外前列腺癌，同时可以提供前列腺癌的临床分期。

尿动力学检查，可测量最大尿流率，当最大尿流率＜15mL/s 为排尿异常，同时了解膀胱逼尿肌的稳定性和顺应性，用于评估此刻膀胱功能的情况。

临床中对于前列腺增生出现血尿的患者，行膀胱镜检查，可见前列腺单侧叶或三叶增生，表面血管分布明显，膀胱内小房小梁形成，对于梗阻严重者可见膀胱憩室，同时可以查看膀胱内有无新生物、有无合并膀胱结石等。

前列腺增生的主观指标主要包括国际前列腺症状评分（IPSS）和生活质量评分（QOL）。

IPSS 包括 7 个与泌尿系不适相关的问题，分别为：①过去 1 个月排尿不尽感；②过去 1 个月排尿后 2 小时又要排尿；③过去 1 个月排尿时中断和开始多次；④过去 1 个月排尿不能等待；⑤过去 1 个月感觉尿线变细；⑥过去 1 个月感觉排尿费力；⑦过去 1 个月夜间睡觉时起床排尿次数。每个问题答案为 0 ～ 5 分的 6 个评分段，予以最后各分数总和得到 IPSS 评分。同时 IPSS 可进一步评估前列腺增生症状的严重程度，轻度：IPSS 0 ～ 7 分，中度：IPSS 8 ～ 19 分，重度：IPSS 20 ～ 35 分，通过 IPSS 也可以指导临床治疗，轻度症状可予以临床观察，中重度者可予以口服药物治疗，重度症状不能忍受，或者出现药物治疗效果不佳者可选择手术治疗。

QOL 是评估前列腺增生引起的相关症状对当前生活质量的影响程度，只用一个问题加以评估，即"假如按现在的排尿情况，你觉得今后的生活质量如何"，该问题答案从"非常好"到"很痛苦"共 7 个等级，虽然这一个问题不能完全反映前列腺增生症状的轻重程度，但也可以作为一种描述症状轻重程度和疗效观察的客观指标。

17

😊😊😊😊

前列腺增生需要做膀胱镜检查吗

　　膀胱镜是一种内镜，与消化科所用的胃镜、电子结肠镜具有相似的效果，可以通过将膀胱镜进入尿道、膀胱内查看尿道、前列腺以及膀胱内的情况，临床医师可以直视下观察，是一种有创性的检查手段。

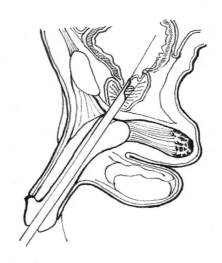

　　前列腺增生需要做膀胱镜吗？答案是需要的。

　　目前前列腺增生的手术方式发生了很大的变化，由于既往开放前列腺摘除术对患者创伤大、出血量大、术后需要恢复时间长，所以逐渐被经尿道前列腺电切术所取代，该术式已成为前列腺增生的金标准手术方式。该手术方式从男性尿道内通过电切镜完成对前列腺增生组织的切割，但电切镜是否能进入取决于是否存在尿道狭窄，对于有尿道狭窄的患者，电切镜无法进入，从而手术也无法进行，所以术前怀疑尿道狭窄的患者常规行尿道膀胱镜检查。对于伴有血尿，术前影像学检查考虑患者膀胱内有肿瘤的患者，也需要在膀胱镜下明确是否有肿物，肿物的形态、大小、位置、数目等情况，同时可以在膀胱镜下取组织进一步明确诊断，为接下来的手术提供参考。此外，在术前影像学检查中发现伴发膀胱结石者，也需要进一步行膀胱镜检查，直视下可以进一步看到结石的大小、形态、数目，从而可以指导下一步的治疗。这些说明膀胱镜检查在前列腺增生的诊断中起到了很重要的作用。

18

前列腺增生最容易产生哪些影响生活质量的并发症

前列腺增生是中老年男性最为常见的一种良性疾病。主要表现为排尿障碍，随着排尿障碍症状的逐渐加重，严重影响中老年人的生活质量。

主要表现在以下几个方面：

（1）急慢性尿潴留：急性尿潴留是指患者完全不能自行小便，致短时间内下腹憋胀疼痛不适，膀胱极度充盈。急性尿潴留是膀胱功能失代偿的主要表现。慢性尿潴留是患者平时就有排尿不尽感，随着残余尿量的增多，膀胱收缩功能也逐渐受到影响，日积月累，残余尿量越来越多，严重可达 500 毫升以上，甚至达 800 ～ 1000 毫升，膀胱逐渐膨隆，最终不能排尿，致慢性尿潴留，甚至发展为无张力膀胱，可不伴明显疼痛症状，可伴假性尿失禁症状，即充盈性尿失禁，致内裤湿染，严重影响生活质量。

（2）反复尿路感染：主要表现为排尿次数增多，排尿时或排尿后尿道疼痛不适，排尿急迫感，即来不及上厕所而尿湿裤子，甚至出现终末血尿，严重者可出现尿液混浊、脓尿，以及腰困不适、发热等上尿路感染症状，甚至导致尿源性脓毒血症的发生，若不及时治疗，可危及患者生命。

（3）反复血尿：前列腺增生可致前列腺表面血管充盈怒张、破裂出血，可表现为终末血尿，出血量多时可反流膀胱致全程血尿，症状或轻或重，严重者因大量出血而需紧急治疗，包括保守治疗和手术治疗，若不及时治疗，慢性出血可致贫血，急性出血可致失血性休克，严重影响生活质量，甚至危及生命。

（4）膀胱结石：前列腺增生排尿困难致尿潴留，可致尿液沉渣结晶形成，以及慢性感染，加重形成结晶基质核心并逐渐增大，致结石形成，并可逐渐增大，堵塞尿道内口，进而加重尿潴留，同时又加重感染，互为因果，结石与感染相伴相生，严重影响生活质量。

（5）膀胱肿瘤：前列腺增生致尿潴留、会诱发膀胱癌的发生，膀胱结石长期刺激可致膀胱黏膜发生病变，也可导致膀胱癌的发生。而膀胱癌所致的相关血尿症状及进一步浸润转移等情况所引起的症状，以及生活质量下降、生存期的缩短，更是严重的并发症。

（6）肾功能损害：前列腺增生导致排尿障碍，进一步发展为急慢性尿潴留，如不及时治疗，可致膀胱功能失代偿，尿路压力升高，膀胱输尿管反流，严重者致双肾积水、肾功能不全，甚至肾衰竭、尿毒症，危及生命，晚期只能进行血液透析或肾移植，需要大量经济支撑，严重影响生活质量。

（7）下尿路症状：前列腺增生可导致尿频、尿急等下尿路症状，而长期反复发作的下尿路症状常常影响男性性功能，导致男性性功能障碍发病率增加，增加患者心理负担，从而影响到身心健康，严重影响生活质量。

综上所述，前列腺增生早期排尿障碍症状不明显时，往往不会引起广大中老年男性的关注。而随着前列腺增生的进展，引起的并发症会严重影响中老年男性身心健康及生活质量，值得广大中老年男性对自己的前列腺进行早期关注、关爱、关心！

19

什么是国际前列腺症状评分

当患有前列腺增生的患者到医院就诊时，医生为了更加客观地了解患者症状的轻重，一般会让患者填写一张国际前列腺症状评分表。国际前列腺症状评分（International Prostate Symptom Score，IPSS），是 2014 年公布的泌尿外科学名词，是目前国际公认的判断良性前列腺增生患者症状严重程度的最佳手段。

IPSS 的第 1 ～ 7 个问题列出了前列腺增生主要的 7 种排尿症状（排尿不尽、排尿间隔小于 2 小时、间断性排尿、憋尿困难、尿线变细、排尿费力、夜尿次数增多），每个症状根据在最近 1 个月的发生频率而分成 6 个评分段，分数分别为 0 ～ 5 分。患者会被要求按照实际情况填写，然后将这 7 个问题的评分加起来，得分为 0 ～ 7 分，说明患者的症状属于轻度；得分为 8 ～ 18 分，说明患者的症状属于中度；得分为 19 ～ 35 分，说明患者的症状就比较严重了。

IPSS 的第 8 个问题，用来评估良性前列腺增生导致的症状对患者生活质量的影响程度。它将患者的主观感觉分为高兴、满意、大致满意、还可以、不太满意、苦恼、很糟，分别评分为 0 ～ 6 分。

轻 度	中 度	严 重
0~7分	8~18分	19~35分

根据患者所填写的分数，医生能够更加清楚地了解良性前列腺增生患者的排尿情况，并给出一个客观的评价，同时结合其他检查结果制订治疗方案。

在随访时，医生会再次要求患者填写 IPSS 评分表，并和之前的 IPSS 评分结果进行比较，以判断治疗方案的效果。

20

残余尿是什么？有何意义

膀胱残余尿量为排尿后存留在膀胱内的尿液量。正常人膀胱的容量为 350 ～ 500 毫升，排尿后残余尿量少于 10 毫升。残余尿的出现及其量反映了膀胱排尿功能障碍程度，在诊断和治疗前列腺增生的过程中，残余尿的测定是一项必不可少的步骤。由于前列腺增生导致患者排尿困难，随着梗阻加重，膀胱内的尿液在每次排尿时不能完全排空，残留在膀胱内，这些残留在膀胱内的尿称为"残余尿"，其测定方法有三种：经腹 B 超测定法、导尿法和静脉尿路造影法。

（1）经腹 B 超测定法：患者无任何不适感，是最常用的方法。它不引起尿路感染，尤其是治疗过程中需要反复测定残余尿量者更是最佳选择，但这种测定方法不够精确。

（2）导尿法：是在患者排尿后，插入导尿管来引流尿液，测定残余尿量，此方法准确可靠，但给患者造成不适感，不易被患者接受。

（3）静脉尿路造影法：是在行静脉尿路造影时，于膀胱充盈期和排尿后各摄片一张，观察残余尿量，此法不能定量，实用价值不大。

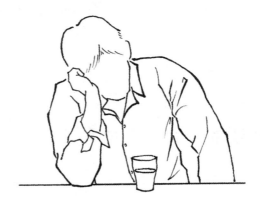

当残余尿量达到 60 毫升时，说明膀胱逼尿肌已处于失代偿状态，是手术治疗的一项指征。即使残余尿量在 60 毫升以下，也必须选择恰当的治疗方法积极治疗。前列腺增生患者经过治疗后症状好转，无尿路症状时，再次做残余尿测定，如较前有减轻，说明梗阻是可逆的，可选择非手术方法治疗。

21

什么是尿流率、尿动力？前列腺增生的患者一定要做尿动力检查吗

尿流率是指单位时间内尿流通过尿道被排出体外的体积，单位以 mL/s 计算。尿流率是尿动力学检查中最简单的、无损伤的、非侵入性的检查方法，其客观地反映下尿路的排尿过程；反映了排尿期膀胱、膀胱颈、尿道和尿道括约肌的功能，以及它们之间的关系。

尿流率检查对疑有尿路梗阻患者可作为初步检查手段。通俗地讲就是让仪器记录一次完整的排尿过程，记录这次排尿的最大尿流率、排尿量、排尿时间和剩余尿量。根据这些数值初步判断患者的膀胱逼尿肌功能，膀胱出口是否有梗阻，为患者的后续治疗提供帮助。

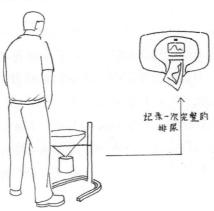

记录一次完整的排尿

尿动力是尿流动力学的简称。尿流动力学是泌尿外科的一个分支学科。它主要依据流体动力学和电生理现象的基本原理和方法检测尿路各部压力、流率及生物电活动，为排尿功能障碍患者的诊断治疗及疗效评价提供客观依据。

通常尿动力检查时在患者尿道及直肠内各留置一根专用测压管，连接尿动力检查的仪器设备，向膀胱内注水后，再嘱患者做出排尿动作，使用尿动力检查的仪器设备记录相对应的各项数据。通过分析记录的各项数据，了解患者的膀胱在储尿期的感觉、顺应性、稳定性和容量，以及膀胱在排尿期逼尿肌和尿道外括约肌的协同情况。目前是诊断膀胱出口梗阻的金标准。

文献报道，50%～80% 的前列腺增生患者出现膀胱逼尿肌不稳定。正常老年人随着年龄的增长，膀胱逼尿肌不稳定的发生率也在不断增加。前列腺增生时，膀胱逼尿肌不稳定是引起尿频、尿急、急迫性尿失禁等的主要原因。部分患者术后持续存在尿频、尿失禁及膀胱痉挛也与膀胱逼尿肌不稳定有关。研究发现，膀胱逼尿肌不稳定常是前列腺增生致膀胱出口梗阻造成膀胱内压升高，膀胱壁缺血，引起膀胱逼尿肌运动神经去神经改变所致。

完整的逼尿肌功能是排空膀胱的基础。膀胱逼尿肌功能受损时势必影响膀胱排空功能，导致剩余尿量增多。临床上前列腺增生时常引起膀胱壁肥厚，逼尿肌收缩力下降。这是因为平滑肌细胞肥大且与邻近细胞交织在一起，可影响各自的收缩功能，甚至互相拮抗，致使收缩功能明显下降。膀胱对增加容积的耐受力称为顺应性。正常膀胱逼尿肌可顺应膀胱容积从零到最大容量的快速变化，而膀胱内压维持相对稳定。前列腺增生引起膀胱出口梗阻，逼尿肌功能改变，导致膀胱顺应性改变（包括低顺应性膀胱或高顺应性膀胱）。

膀胱逼尿肌不稳定是前列腺增生引起膀胱逼尿肌功能变化的代偿期改变。而膀胱逼尿肌收缩功能受损及膀胱顺应性的改变则为膀胱逼尿肌失代偿的标志。尿动力学检查可以用来了解患者的膀胱在储尿期和排尿期的动态过程，了解膀胱及尿道功能状态，对于前列腺增生患者膀胱出口梗阻程度及治疗结果的评价更加精准。了解患者因前列腺增生引起的逼尿肌功能变化不但有利于对前列腺增生的病因分析，而且对前列腺增生的治疗方案、治疗时机的选择及其预后评估也有重要的指导作用。

22

何为前列腺增生治疗三部曲

结合前列腺增生的轻、中、重程度，可以将前列腺增生的治疗分为 3 个阶段。

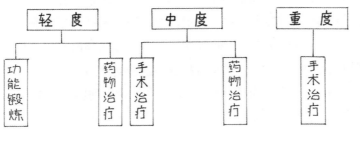

（1）轻度：功能锻炼和药物治疗。

1）功能锻炼：每天坚持提肛训练300次以上，少食或禁食辣椒，少量饮酒或不饮酒；节制房事但不可没有，最好每2周左右一次。

2）药物治疗：治疗前列腺增生的药物很多，大致可分为3类。

第一类是使膀胱和前列腺的平滑肌松弛、使排尿得以通畅的肾上腺素能受体阻滞剂。可供选择的药物依次为：哈乐（盐酸坦索罗辛缓释胶囊），一般每次服0.2mg，每晚一次；高特灵，国产的叫盐酸特拉唑嗪片，2mg，每晚一次；盐酸哌唑嗪片，1mg，每晚一次；盐酸酚苄明片，每日剂量5～10mg；酚妥拉明是和盐酸酚苄明片类似的药物。由于此类药物在使膀胱颈和前列腺平滑肌松弛的同时，也可使全身其他部位的平滑肌包括血管平滑肌松弛，因而可出现头痛、头晕、乏力、鼻塞、直立性低血压等不良反应，尤其是首次用药时，夜间起床排尿要小心，防止因突然站立出现的体位性低血压而晕倒。首次用药可从小剂量或半量开始。

第二类药物为雄激素抑制药，是最常用的还原酶抑制药保列治（非那雄胺片），用法为5mg，每日一次。一般在用药半年后前列腺明显缩小，故需要长期服药。用药后少数患者性欲有所下降，诊断前列腺癌的PSA也会下降。第一类药减轻尿频和排尿困难症状效果出现得快，第二类药作用缓慢，但能使前列腺体积缩小，因此开始治疗时两类药物同时用较好，待保列治产生效果后，可停用肾上腺素能受体阻滞剂。

第三类药物为植物及其他药物，对前列腺增生有效，但多数机制尚不完全清楚。

治疗前列腺增生的药物很多，目前还没有哪一种药物能彻底治愈前列腺增生。但对每位患者来讲要遵循用药个体化原则，也就是说要根据每个患者的全身和局部情况，结合每种药物的特点，由医生帮助选用。如以夜尿次数多为主要症状时，选用哈乐（盐酸坦索罗辛缓解胶囊）、高特灵（盐酸特拉唑嗪片）等睡前服用，疗效显著，起效也快。前列腺体积较大，而且并发因增生引起的血尿时，应用保列治既可使前列腺缩小，又可减轻血尿。前列腺增生合并炎症时选用舍尼通（普适泰片）、泽桂癃爽胶囊、西发通等植物药比较理想。

需要注意的是，速效伤风胶囊、克感敏（酚氨咖敏片）等目前临床常用的复方抗感冒药一般都含有扑尔敏（马来酸氯苯那敏片）成分。而马来酸氯苯那敏能破坏乙酰胆碱的活性，能使膀胱的排尿功能降低，因此使人感到排尿困难。前列腺肥大患者使用这类感冒药后，排尿困难会进一步加重，所以必须慎用含马来酸氯苯那敏的抗感冒药。

（2）中度：首选手术治疗，也可药物治疗。

药物治疗的方法不再叙述。前列腺增生手术治疗的方法很多，但主要是两种：开腹的经膀胱前列腺摘除术和不开腹的经尿道前列腺电切术。

（3）重度：手术治疗。

尤其是有过因尿潴留插尿管的一定要手术治疗，首选经尿道前列腺电切术，因为它没有刀口，创伤很小，术后5～7天即可出院。

目前手术治疗前列腺增生国际上的最好的，又称为"金标准"的方法是：经尿道前列腺电切术。该方法具有出血少、痛苦小、安全、彻底、恢复快、并发症少等优点，由于住院时间短，总体费用低于开刀手术；而且适应证广，几乎适合所有前列腺增生的患者，90 岁以上的老人也能耐受，包括同时患有其他疾病而不能开腹的患者；避免了行膀胱造瘘引流尿液而带来的不便。

α 受体阻滞剂为什么能治疗前列腺增生

α 受体阻滞剂作用原理是激活作用于平滑肌上的 α 受体，使前列腺平滑肌、尿道平滑肌、膀胱颈平滑肌松弛，排尿通畅。因为前列腺增生产生的排尿困难、排尿次数多有两种力量：一种力量叫机械性梗阻，是前列腺体积增大对尿道挤压的排尿阻力；另外一种叫动力性梗阻，是前列腺内部平滑肌张力增加，使排尿阻力增加。α 受体阻滞剂主要解决前列腺增生动力性梗阻，使平滑肌松弛、排尿阻力减小，缓解排尿困难症状，也可以减少排尿次数。

常用的药物有：①盐酸坦索罗辛缓释胶囊：它是一种高选择的受体激动药，不良反应相对比较小，仅作用于前列腺前端的平滑肌，很少作用于血管平滑肌，引起低血压的可能性相对比较小，但服药期间仍需要进行血压监测，以避免发生低血压的现象；②盐酸特拉唑嗪片：它主要是一种选择性 α 受体阻滞剂，可以作用于血管和前列腺前端的平滑肌，改善排尿症状，但同时出现低血压的症状。对于存在有高血压服用降压药的患者需要严密监测血压，有可能会出现与高血压药物的协同作用，导致低血压状态发生，患者可能会出现头晕或者双眼黑蒙的现象。

24

抑制雄激素药物能治疗前列腺增生吗

　　前列腺的生长及功能发挥需要体内的雄激素，男性体内主要的雄激素是睾丸产生的睾酮。如果男性体内的雄激素减少了，前列腺就会缺乏营养，从而逐渐萎缩。因此，可以通过抑制前列腺增生患者体内的雄激素的作用，来达到治疗前列腺增生的目的。

　　5α-还原酶抑制剂是一种治疗前列腺增生的药物，其作用机制是通过抑制5α-还原酶的作用，使睾酮在前列腺内不能转化为营养前列腺的双氢睾酮，而使睾酮不能够刺激前列腺继续增生。雄激素营养前列腺的功能受到抑制，前列腺组织因营养缺乏而逐渐萎缩。

　　抑制男性体内雄激素的作用绝不是去除雄激素，因为血液中的雄激素是维持男性性征、保持性欲的主要因素。男性体内去除雄激素后，虽然前列腺会明显萎缩，但同时可能会出现阳痿、早泄、性欲减低等性功能障碍，同时还可能出现男性乳房发育、骨质疏松等不良反应，会严重降低患者的生活质量，许多患者不能接受。

目前在临床上常用的 5α-还原酶抑制药包括保列治（非那雄胺片）、爱普列特片等药物，长期服用这类药物可使增生的前列腺体积缩小，并可以明显改善前列腺增生引起的各种尿道症状，减少并发症的发生，改善预后。

25

传统中医药如何治疗前列腺增生

前列腺增生属中医癃闭范畴，根据中医的辨证论治，本病的定位在膀胱精室，而与肝脾肾密切相关，基本病机为湿热下注，痰瘀互阻，脾肾亏虚，故治疗以清热利湿、化瘀散结、补益脾肾为基本原则。

（1）湿热瘀阻证

治法：清热利湿，消结散瘀。

方药：八正散合抵当汤加减。

（2）气滞血郁证

治法：行气活血化瘀。

方药：柴胡疏肝散合膈下逐瘀汤加减。

（3）痰瘀互结证

治法：活血化瘀，化痰散结。

方药：膈下逐瘀汤合消瘰丸加减。

（4）脾肾气虚证

治法：补益脾肾。

方药：补中益气汤合六味地黄丸加减。

（5）阴虚血瘀证

治法：滋补肾阴，活血化瘀。

方药：左归饮合抵当汤加减。

（6）肾阳不足

治法：温肾助阳，化气行水。

方药：金匮肾气丸加减。

其他方法还包括单方验方、针灸治疗等。

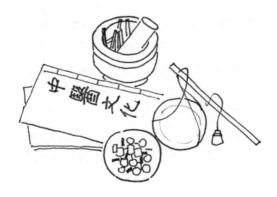

26

良性前列腺增生患者尿潴留如何处理

尿潴留是指尿液在膀胱内不能排出。如尿液完全潴留于膀胱称为完全性尿潴留。急性发作者膀胱胀痛，尿液不能排出，称为急性尿潴留，以前列腺增生的老年患者最多见；缓慢发生者常无疼痛，经常有少量持续排尿，称为慢性尿潴留，又称假性尿失禁。

良性前列腺增生患者既往多有排尿无力、尿流变细，夜尿增加或失禁、排尿淋漓不尽感。如果患者突然出现膀胱内充满尿液不能排出，下腹部胀痛难忍，辗转不安，尿意急迫，有

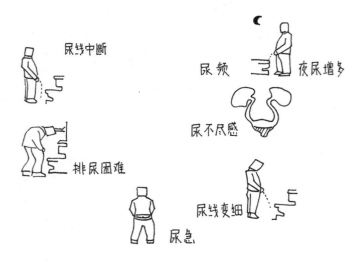

尿线中断 尿频 夜尿增多

尿不尽感

排尿困难

尿线变细

尿急

时从尿道溢出部分尿液,但不能减轻下腹疼痛;于耻骨上区可见到球形隆起,用手按压有明显尿意,叩诊为实音,就考虑患者出现了急性尿潴留,这时应立即去医院就诊,及时引流尿液。

常用的处理方法由简到繁。稳定患者情绪,根据情况可适当镇静。嘱患者听流水声音,如打开自来水龙头,或者用盛水器相互倒水,让水流声诱导排尿。如果患者因为卧床不习惯排尿,可以让患者改变体位,必要时可立位排尿。耻骨上膀胱区热敷、膀胱按摩或针刺等保守治疗。急诊导尿术是解除急性尿潴留最简便常用的方法。如果不能插入尿管,可在局部麻醉下用膀胱穿刺针行耻骨上膀胱穿刺造瘘术,留置尿管,持续导尿。如果不能及时行耻骨上膀胱穿刺造瘘术,可采用粗针头耻骨上膀胱穿刺的方法吸出尿液,暂时缓解患者的痛苦。若无膀胱穿刺针器械,可行耻骨上膀胱造瘘术。

需要注意的是,急性尿潴留患者放置导尿管或膀胱穿刺造瘘引流尿液时,应间歇缓慢地放出尿液,避免快速排空膀胱,内压骤降可引起膀胱内大量出血。

27

前列腺增生导尿那点儿事你了解吗

前列腺增生患者经常会发生导尿困难,主要原因有:①尿道前列腺部延长,且被增生的腺体挤压变形、扭曲、狭窄,致使尿道阻力增加；②患者精神高度紧张、导尿操作引起的疼痛不适感和患者不配合等。这些因素可使患者全身肌张力增大、呼吸增快、盆底肌肉及尿道括约肌反射性痉挛收缩，反复强行插拔导尿管易引起尿道黏膜水肿、充血和尿道损伤，甚至假性通道形成，且加重导尿后的尿路刺激症状，使今后的导尿更加困难，甚至导致导尿计划终止。

为提高导尿成功率、减少导尿相关并发症，导尿前的准备、插导尿管中的配合、留置导尿管及拔除导尿管后的护理都非常重要。

（1）导尿前准备

1）心理建设：导尿是临床诊疗中的一项常见操作，操作时间 10 ～ 20 分钟。导尿过程中会有一些不适，可与医护人员交谈，解除紧张恐惧心理，有意识地转移注意力，当导尿管进入后尿道遇到阻力时医护人员会暂停片刻并把导尿管拔出少许，此时需要深呼吸，以减轻腹压，松弛尿道外括约肌，从而减少插管阻力，以便将导尿管顺利置入膀胱。医护人员会尽量动作轻柔快捷，以减轻患者疼痛。

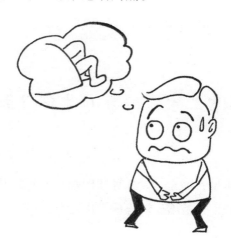

2）导尿管的选择：依据治疗的目的与需求、预计留置时间及患者个人情况选择合适的导尿管。

材质：常见的导尿管有乳胶导尿管、含亲水硅胶涂层导尿管和纯硅胶导尿管。

类型：①型号粗细怎么选：一般选择 F16 ~ F22 导尿管，如遇到插管困难，可在痉挛解除后更换型号较细的导尿管重试；②直头还是弯头怎么选：对于前列腺增生患者，优先选用弯头导尿管。该导尿管头端设计为弧形，且较细而尖利，有利于通过前列腺增生患者的尿道膜部和前列腺部狭窄部位，较普通导尿管更有优势；③双腔还是三腔怎么选：一般选择双腔尿管，如果有血尿或者前列腺手术患者选择三腔尿管，便于术后进行膀胱冲洗。

（2）插导尿管中的配合

1）体位：导尿前需脱掉一侧裤腿，并取截石位，操作需要 10 ~ 20 分钟，提前做好安排。

2）操作流程：医护人员首先会消毒会阴部皮肤，充分润滑导尿管后，用纱布包裹阴茎，提起阴茎使其与腹壁形成 60° 角，消除耻骨弯曲。右手持导尿管使前列腺导尿管的弯头尖端向上插入尿道口，导管插入近一半感觉插入受阻时，提示导尿管进入第二个弯曲耻骨下弯，此时将阴茎放下，使之与腹壁呈约 90° 角，阻力消失后继续插入至膀胱。在这个过程中，医护人员会轻轻按摩患者会阴部，或将示指润滑后插入患者直肠内，轻轻向上向下摇动，使括约肌松弛，同时向上向前轻轻抵住前列腺部，适当调整导尿管插入角度，使导尿管沿指腹顺利向前推进入膀胱，以减轻患者不适。

3）酌情使用润滑剂：对于非涂层型或普通导尿管，医护人员会酌情使用润滑剂。临床首选水溶性润滑剂。使用润滑剂充分润滑整根导尿管，可降低导管对尿道黏膜的刺激和摩擦力，保护尿道黏膜。

4）对疼痛高度敏感者，酌情使用镇静药、止痛药。对于特别害怕疼痛，对疼痛高度敏感者，可选择利多卡因凝胶或乳膏作为润滑止痛药，除涂抹于管体和尿道口外，尽量使润滑止痛药进入尿道到达尿道膜部，并保持 1 ～ 2 分钟再行插管，以润滑尿道、减少插管阻力、减轻疼痛。

5）尿潴留患者首次放尿不能超过 1000 毫升，以免发生血尿或者膀胱痉挛性疼痛。

（3）留置导尿管的注意事项

1）有效固定：置管成功后，进行妥善固定。导尿管一般采取内外双重固定，导尿管气囊进行内固定，外露部分用导管固定贴固定于下腹部，有效预防导尿管的移动和膀胱颈及尿道的牵拉和摩擦。

2）保持尿液引流通畅：集尿袋始终保持在膀胱水平（耻骨联合）以下，防止尿液从集尿袋反流到膀胱，但不能放置于地面上。在将集尿袋升高到膀胱水平以上之前夹闭引流管，不要让集尿袋过满（不要超过 3/4）。

活动的时候注意，防止导尿管折叠、扭曲、受压、牵拉、堵塞，保持引流通畅。

3）尽量维持无菌和密闭的引流系统：①保持会阴部清洁：分泌物多时可用温水毛巾擦拭。每日 2 次尿道外口护理，早晚各 1 次。用生理盐水擦拭尿道口周围、龟头部和近端导尿管，并喷涂长效抗菌敷料预防泌尿系感染。正常尿色为清亮的淡黄色，如有异常请及时告知医护人员；②尽量减少打开导尿管和引流系统次数。

在不违反集尿袋使用说明书的前提下，不推荐定期更换集尿袋，建议出现感染、阻塞或密闭系统开放等临床指征时更换。

更换集尿袋时导管接口处必须消毒，排放尿液时集尿袋的出口接触收集容器。

4）饮食：留置导尿管期间多饮水，每天 2000 ～ 2500 毫升，少量多次，均匀饮用。饮食清淡，忌辛辣、油腻、刺激性食物。红心火龙果等有色水果、蔬菜和一些药物（如呋喃唑酮片）、部分中药等可导致尿色异常，注意鉴别。

（4）拔除导尿管

1）拔除导尿管时间：①经尿道前列腺切除术：术后 5 ～ 7 天尿液颜色清澈，即可拔除导尿管；②开放性手术：术后 7 ～ 10 天拔除导尿管；膀胱造瘘管通常留置 10 ～ 14 天后拔除。

2）拔除导尿管的方法：拔除导尿管时，医护人员会用各种技巧以减轻疼痛和不适。首先抽空气囊，再注入 0.5 毫升生理盐水，消除气囊褶皱，提起阴茎与腹壁呈 60° 角，轻轻捻搓导尿管数遍，解除粘连，此时需做排尿动作，然后拔出导尿管。拔导尿管后用温水毛巾将尿道口周围及会阴部擦洗干净。

（5）拔除导尿管后注意事项

拔除导尿管后初次排尿时可能会有不同程度的疼痛感，不必紧张，很快会好转，注意多饮水以冲洗尿道，预防感染。

行前列腺切除术者拔除导尿管后多能顺利排尿，少数患者排尿不畅或开始排尿顺利，数日后又逐渐出现排尿困难，其原因为：①膀胱颈部水肿：多由于久置导尿管及气囊压迫所致，拔管后逐渐减轻；②膀胱颈狭窄：前列腺增生合并膀胱颈肥厚、纤维化或前列腺较大，窝缘较高，术后发生膀胱颈挛缩，引起排尿困难；③前列腺窝组织残留、腺窝感染、残留结节增生导致排尿困难；④尿道狭窄：多发于术后 2 ～ 6 周，为渐进性，主要原因是导尿管太粗、置留过久、压迫尿道，合并感染。如排尿困难不能缓解请及时就医。

前列腺那点事

112

28

前列腺术后尿失禁怎么办

良性前列腺增生经尿道前列腺电切术或开放前列腺切除术后尿失禁的发生率为 2% ～ 8%，前列腺癌根治术后控尿能力的恢复时间可达 2 年，术后第 3 个月、第 6 个月、第 12 个月和第 24 个月时尿失禁发生率分别为 30% ～ 50%、25%、12% 和 5%。机器人辅助前列腺癌根治术后 1 年的尿失禁发生率为 3%，年龄越大尿失禁的程度越重、时间越长。由于每位患者疾病病程及身体条件不同，尿失禁症状恢复的时间也不同，需保持对治疗的信心，积极进行康复锻炼。

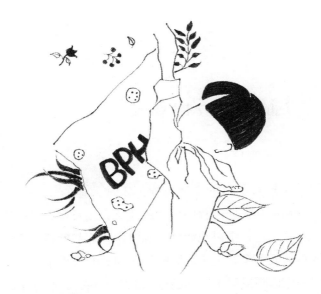

（1）盆底功能锻炼：建议持续进行 3～6 个月，具体方法：站位、坐位和卧位均可进行锻炼，全身放松，呼气时收缩尿道口和肛门周围肛提肌，保持 5 秒，吸气时完全放松，自然呼吸 10 秒，再收缩，如此反复，避免收缩腹肌和臀大肌等肌肉，专注于盆底肌收缩的训练，每次 15～30 分钟，每日 3 次。坚持锻炼 4 周之后即有明显的效果。

（2）调整生活方式：主要包括定时延迟排尿，控制液体摄入、减少食用对膀胱有激惹作用的食物，如咖啡、浓茶、酒精、碳酸饮料、辛辣食物等。

（3）如果尿失禁的症状改善不明显，难以忍受，及时到医院就诊，进行生物反馈和电刺激治疗，严重者也可行手术治疗。

（4）短暂性尿失禁期间，注意保持会阴部的清洁干燥，避免尿液对皮肤的刺激，预防潮湿性皮炎、感染等发生，穿棉质的内衣裤，勤更换，严重者可用成人尿垫。

29

你了解尿动力检查吗

尿动力检查的目的是通过模拟正常人体的储尿和排尿过程，记录储尿和排尿过程中压力的变化，以及排尿时尿流率的变化，在测定过程中再现症状、确定这些症状的根本原因，使得下尿路功能不全客观化，同时量化相关的病理生理参数，进而确定临床诊断或得出特别的尿动力学诊断，是临床上诊断下尿路功能障碍性疾病的重要检查方法。

（1）适应证：适用于各种类型的尿失禁及遗尿症、非尿路感染性尿频尿急者、神经系统疾患及精神心理障碍（如脑血管意外、多发性硬化、脑脊髓膜膨出、帕金森病、脑脊髓损伤、肿瘤、糖尿病等）等引起的膀胱尿道功能障碍、各种伴有膀胱排空障碍的非神经源性疾患（膀胱出口梗阻、前列腺增生、前列腺癌、膀胱颈梗阻、女性尿道综合征等）、各类盆腔脊柱手术（前列腺、结肠、直肠、子宫、腰骶椎手术）后引起的膀胱功能障碍。

（2）检查须知

1）为减少直肠测压误差，检查当日清晨应排空大便，但应避免使用泻药，以免放置直肠测压管时引起便意。

2）急性尿潴留者留置导尿一周内及尿道内器械检查或操作后 3 天内不宜检查。

3）如果患者有尿频、尿急等症状应记录 24 小时排尿日记。

4）如果有发热、血尿常规异常、急性尿路感染、心肺功能极差及其他相关疾病未能稳定控制前不宜检查。

（3）检查方法

1）检查前：两小时喝 400 ～ 600 毫升的温水，有尿急迫感时开始做检查，测量尿流率以及尿量，保证尿量在150 ～ 550 毫升，尿量过少会影响检查结果的准确性。

2）检查中：经尿道向膀胱内放置测压管，经肛门向直肠内放置测压管，同时向膀胱内注入生理盐水，再行各项压力测量。应保持安静、放松，减少不必要的咳嗽、说话、屏气等增加腹压的动作及肛门、会阴部肌肉的收缩，用心感受排尿感觉并及时告知医生。同时与检查医生密切配合，以免对结果造成干扰。

3）检查后：检查完毕 1 ～ 2 天可能出现尿频、尿急、尿痛，甚至血尿及排尿困难等症状，这是由于测压管刺激尿道黏膜所致，应多饮水，饮水量每日 2500 ～ 4000 毫升为宜，以达到冲洗膀胱及尿道的目的，上述症状可自行缓解。若以上症状无缓解甚至加重，应及时就医，并注意体温变化，必要时遵医嘱口服 1 ～ 2 天抗生素。大量残余尿患者，检查结束后给予留置导尿管。

你了解膀胱镜检查吗

　　膀胱镜检查是泌尿外科最常用的一种内镜检查方法，在局部麻醉下通过尿道将膀胱镜送入膀胱，以检测膀胱黏膜有无水肿、炎症、结石及肿瘤，尤其对于膀胱黏膜病变，如膀胱肿瘤、腺性膀胱炎等可以明确诊断。如果发现有不明的赘生物，可以进行膀胱镜下的取活组织检查。

　　检查前可向尿道内推注局部麻醉药。检查时患者取截石位，充分暴露会阴部，操作前消毒会阴部，然后铺一次性无菌检查单，将膀胱镜通过尿道口，沿着尿道插入膀胱内，在膀胱镜直视下，对膀胱后壁、顶壁、左右侧壁、下壁等各个部位进行充分检查，有助于发现膀胱黏膜的病变。同时对尿道内口喷尿的情况、有无血尿进行观察。检查完毕拔出膀胱镜即可。

　　膀胱镜检查属于侵入性检查，操作过程中容易造成泌尿系统感染，导致发热及腰痛，可酌情使用抗生素治疗。膀胱镜检查后常有血尿发生，为术中损伤黏膜组织所致，一般3～5天即可痊愈。检查后可出现尿道灼痛，应多饮水以利尿，严重者可遵医嘱口服止痛药。

31

什么是膀胱冲洗，怎么做，有哪些注意事项

膀胱冲洗是指通过留置导尿管或耻骨上膀胱造瘘管，将药液注入膀胱内，然后经导管排出体外，如此反复多次将膀胱内残渣、血液、脓液等冲出，防止感染或堵塞尿路。

（1）膀胱冲洗的目的：①清洁膀胱，使尿液引流通畅；②治疗某些膀胱疾病，如膀胱炎；③清除膀胱内的血凝块、黏液、细菌等异物，预防膀胱感染；④前列腺及膀胱手术后预防血块形成。

（2）膀胱冲洗方法：分为封闭式、开放式。冲洗滴速一般为 60～80 滴 / 分，可根据血尿深浅、血块等情况，进行调节控制，色深则快，色浅则慢。

1）开放式膀胱冲洗方法：用一次性膀胱灌注器通过导尿管进行冲洗。冲洗时冲洗者左手衬无菌纱布，握住导尿管末端，右手持膀胱灌注器在导尿管末端进行冲洗，每次冲洗量应 < 50 毫升，反复冲 4～6 次，每次注入液体后，让液体自行流出或缓慢抽吸。抽出的液体不可回注入膀胱腔内。

2）封闭式膀胱冲洗方法：用一次性膀胱冲洗器通过导尿管进行冲洗。冲洗液袋悬挂于患者床旁，下接冲洗器管路，三

腔气囊导尿管的 Y 形管一侧连接冲洗管路，另一侧连接集尿袋和引流管，可持续冲洗，也可根据尿色间断夹闭冲洗管路进行间断冲洗。

（3）注意事项：膀胱冲洗过程中，要遵循"无菌、微温、少量、多次、低压"的原则，冲洗液悬挂高度应适宜，一般为 40～60 厘米，以免压力过大对膀胱造成损伤。

观察冲洗管及引流管是否通畅，如有疼痛或不适应及时告知医护人员。如冲洗液点滴不畅，且下腹憋痛，一般考虑为尿管堵塞，可先用手挤捏导尿管以解除梗阻，必要时用膀胱灌注器行开放式冲洗。挤捏或开放式冲洗后，不适症状仍未得到缓解，则考虑为膀胱刺激症状。持续膀胱冲洗者易出现膀胱刺激症状，此时可适当调慢冲洗液速度，降低集尿袋的悬挂高度，必要时可遵医嘱应用解痉药物或者电刺激等其他辅助治疗。

观察冲洗液量和引流量、尿量，并记录。出现鲜血或患者感到剧痛不适等情况，应立即停止冲洗，报告医生。如出现尿量减少，或远少于入量，应考虑患者是否出现稀释性低钠血症，监测患者的生命体征，观察病情变化，并及时告知医生予以对症处理。

（4）夹闭导管后注意观察进入膀胱的冲洗液量，不可大于 1000 毫升，以免发生自发性膀胱破裂。

（5）天气寒冷时，可将冲洗液加热到 38～40℃，以防刺激膀胱，引起膀胱痉挛，但温度也不可过高，以免术区出血。

哪些前列腺增生需要手术治疗

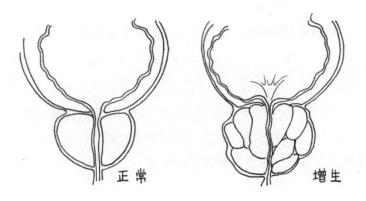

正常　　　　　　　增生

手术治疗是前列腺增生治疗的重要手段，包括开放式手术、经尿道切除术及其他手术方式。

哪些前列腺增生需手术治疗呢？以下几种情况需手术治疗：①中—重度的下尿路症状（包括尿频、尿急、尿失禁及夜尿增多等，排尿等待、排尿费力及排尿间断等，排尿不尽感、尿后滴沥等），且明显影响生活质量的前列腺增生患者，尤其对药物治疗无反应或拒绝药物治疗的患者；②反复尿潴留，至少在一次拔除尿管后不能排尿；③反复发作或持续性的尿路感染；④反复发作的前列腺来源的肉眼可见出血；⑤继发于前列腺梗阻的肾脏、输尿管或膀胱的病理生理改变，如继发性肾功能不全；⑥继发于梗阻的膀胱结石；⑦残余尿增多以至于充盈性尿失禁。

前列腺增生手术治疗前，医务人员要如何评估

　　前列腺增生患者手术治疗前，医生应当对其进行完整的医学评估，包括详细的病史、彻底的体格检查、恰当的实验室化验及检查，以及进行相关术前准备。

（1）询问病史

1）一般病史：首先，了解患者症状的特点、持续时间及其伴随症状。此外，必须了解患者的手术史、既往史、生活习惯、情绪和心理因素。大部分前列腺增生患者的年龄较大，有较高发生心血管和肺疾病、高血压、糖尿病，以及其他医学情况的风险。该评估中发现的所有异常都应注明。其次，应当对患者的用药情况进行回顾：抗血小板药物（如阿司匹林、硫酸氢氯吡格雷、盐酸噻氯匹定等）需要术前停药1周；抗凝血药物（如华法林钠片、香豆素、利伐沙班片及其他）术前至少停用5天，如必须持续抗凝，则改用皮下注射低分子肝素治疗，术前12小时停用；降血糖药物（如口服降糖药）手术当日的早晨停用，胰岛素可继续使用直至手术当日晨；心血管药物（如β受体阻滞剂、钙离子通道阻滞剂、硝酸酯类药物、利尿药、抗心律失常药、他汀类药物、降甘油三酯类药物）继续使用至手术日晨，ACEI和ARB类（药品名称中含有带普利和沙坦的降压药）手术当日早晨停用，复方制剂（复方利血平片、利血平片）术前停用1周（具体遵医嘱）。

2）症状评分问卷：通常患者需要完成国际前列腺症状评分（IPSS）问卷，7分以下为轻度，7～18分为中度，18分以上为重度，需外科处理。国际前列腺症状评分是目前国际公认的判断前列腺增生患者症状严重程度的最佳手段，但它主要是前列腺增生患者下尿路症状严重程度的主观反映，与最大尿流率、残余尿量及前列腺体积无明显相关性。

生活质量评分（QOL）（0～6分）是了解患者对其目前下尿路症状水平伴随其一生的主观感受，其主要关心的是前列腺增生患者受下尿路症状困扰的程度及是否能够忍受，因此又称困扰评分（bother of score）。

以上两种评分尽管不能完全概括下尿路症状对前列腺增生患者生活质量的影响，但是它们提供了医生与患者之间交流的平台，能够使医生更好地了解患者的疾病状态。

另外，以夜尿或尿频为主的下尿路症状患者应记录排尿日记（voiding diary），可以客观反映患者的排尿状况，24小时排尿日记不但可以发现饮水过量导致的排尿次数增加，而且有助于鉴别尿崩症、夜间多尿症和膀胱容量减少。

（2）体格检查

1）外生殖器检查：除外尿道外口狭窄或其他可能影响排尿的疾病（如包茎、阴茎肿瘤等）。

2）直肠指检：是前列腺增生患者的重要检查项目之一，需在膀胱排空后进行。可以了解前列腺的大小、形态、质地、有无结节及压痛、中央沟是否变浅或消失及肛门括约肌张力情况。同时可以对前列腺的体积进行初步评估，但判断不够精确，目前经腹超声或经直肠超声检查可以更精确地描述前列腺的形态和体积。

（3）生化指标：在手术之前，应当除外前列腺癌的存在。所有的患者都应进行直肠指诊并测定血清前列腺特异抗原（PSA），血清PSA水平受很多临床因素影响，前列腺癌、前列腺增生、前列腺炎都可能使血清PSA升高。另外，泌尿系感染、前列腺穿刺、急性尿潴留、留置导尿、直肠指检及前列腺按摩也可以影响血清PSA值。一般将血清总PSA（tPSA）< 4.0ng/mL视为正常，但正常PSA并不能排除前列腺癌的风险，需要结合查体及影像学检查。如果直肠指诊发现了硬化、结节或血清前列腺特异性抗原水平升高了，那么

应当进行经直肠超声引导下的前列腺活检。

有尿潴留的患者应当进行肾功能评估。如果血清肌酐升高了，手术应当延迟到该指标达到相对稳定后进行。此外，还要进行尿液分析以排除尿路感染，如果怀疑有感染，应当将尿样进行细菌培养，明确感染细菌类型及其敏感药物。如果感染存在，术前必须进行合适的抗微生物治疗以防止尿源性败血症。

（4）相关术前检查：术前通常要求进行胸片、心电图、电解质、凝血检查，以及血尿常规、肝肾功能、传染病筛查。术前评估心功能，主要通过心电图、心脏彩超等。心电图主要反映的是心脏的电活动，可以评估患者是否存在心率、心律、心脏传导的失常。心脏彩超主要评估心脏有无结构性、器质性病变，心脏有无瓣膜病变及心脏的射血分数，反映的是心脏的收缩舒张功能。肺功能主要通过肺部影像学检查及肺功能的测定进行评估。肺部影像学显示肺脏结构有无异常、有无炎症，肺功能测定主要是评估呼吸功能。

在膀胱充盈的条件下，泌尿系B超检查前列腺，可以观察到前列腺的形态、结构，测定其体积和重量、腺叶突入膀胱情况，早期发现合并的前列腺癌、上尿路并发梗阻和测定排尿后剩余尿量等，从而进一步指导患者的下一步治疗方案。

当患者有血尿、可疑尿道狭窄、膀胱结石或憩室时，应当进行膀胱镜检查。在确定是否存在大的中叶和估计尿道前列腺部的长度时，膀胱镜也是有帮助的。对于这个适应证，应于麻醉后，盆底肌肉松弛时再进行膀胱镜检查。

尿流率也是前列腺增生术前诊断的一个重要手段，尿流率指单位时间内排出的尿量，尿流率测定具有简便、无创伤性、易接受等优点。尿流率是能真实反映尿道阻力的一项指标，但它不能区分是膀胱出口梗阻还是膀胱逼尿肌收缩功能障碍，必要时还须做压力—流率测定。压力—流率测定是借尿动力学技术同步测定排尿时的膀胱内压、腹内压（即直肠压）、逼尿肌收缩压（即膀胱内压—腹内压）及尿流率，通过各项压力的变化来判断是否为膀胱出口梗阻。

同时应对患者进行上尿路的评估。肾功能正常的患者可以通过静脉肾盂造影或计算机断层扫描实现，肾功能受损的患者则可采取肾脏超声检查。

（5）手术前准备：医生要告知患者前列腺手术相关的获益和风险，并应获取书面的知情同意书。显然，将实现的获益是改善排尿，潜在的风险包括尿失禁、勃起障碍、逆行射精、尿路感染、膀胱颈挛缩、尿道狭窄，以及需要输血。其他不利的影响包括深静脉血栓和肺栓塞。

进行开放性前列腺切除术或自身贫血的患者需要在术前准备一个或多个单位的浓缩红细胞及血浆。

患者于术前一天晚进行肠道准备，午夜后开始禁食，使用的麻醉类型及其相关的风险需要和患者、家属以及麻醉医师一起讨论和决定。手术开始前给予单剂量的抗生素。

前列腺增生的主要手术方式有哪些

任何的手术选择都是有依据的，一位有经验的优秀的泌尿外科医生会对患者年龄、基础疾病、前列腺体积、膀胱功能、前列腺增生对患者生活、泌尿系统及全身各系统的综合影响，以及根据术前各项检查所得的心、肺、脑功能进行综合评估，并得出针对特定患者的身体分析，并以此为准制订适合这一患者的手术方式。

目前，针对前列腺增生的手术主要分为微创手术及开放手术两大类。

（1）微创手术治疗：前列腺增生的微创手术治疗大体分为破坏前列腺组织而扩大后尿道通道和保留前列腺组织的情况下扩大后尿道两种方式。前者包括经典的经尿道前列腺电切术、经尿道前列腺切开术、经尿道前列腺等离子剜除术、经尿道前列腺激光手术等。后者包括经尿道前列腺柱状水囊扩开术、介入治疗前列腺增生等。

有些患者及家属认为微创手术就是体表伤口很小的手术，只需要局部麻醉或者术后很快便能恢复，术后无须特别多的注意事项。这些想法是错误的，前列腺手术的微创治疗在尿道条件允许的情况下基本都倾向于经尿道进行，这种操作方法在体表见不到明显的伤口，但是在体内伤口的范围可能会非常大，需要患者及家属小心照顾，注意出血风险，避免术后血块形成及填塞。

1）经尿道前列腺电切术（TURP）：是腔内泌尿外科应用最为广泛的技术之一，问世已有近80年，一度被当作前列腺增生手术治疗的金标准。TURP主要适用于前列腺体积在30～80毫升的前列腺增生患者，技术熟练的医生可适当放宽对前列腺体积的限制。

2）经尿道前列腺等离子剜除术（TUKEP）：通过结合开放手术治疗与电切镜的特点，达到将前列腺于包膜内切除，更加符合前列腺解剖结构，具有切除前列腺增生组织更完整、术后复发率低、术中出血少等特点。对于体积＞80毫升的前列腺增生患者也可应用。其治疗效果与TURP无明显差异，组织切除率和获取率高于TURP，可增加前列腺偶发癌的检出率。

3）经尿道前列腺切开术（TUIP）：是在前列腺5～7点切出1～2条深达外科包膜的纵形沟，而并不切除整个尿道周围增生的前列腺组织。适用于前列腺体积＜30毫升，且无中叶增生的患者，TUIP治疗后患者下尿路症状的改善程度与TURP相似。与TURP相比，并发症更少，出血及需要输血的危险性降低，逆行射精发生率低，手术时间及住院时间缩短。但远期复发率较TURP高。近年来这种技术已被重新重视，对于前列腺体积＜30毫升的患者，可能取代TURP治疗。

4）经尿道前列腺激光手术：目前用于治疗前列腺增生的激光主要包括：Ho：YAG激光（钬激光）、KTP/LEB/XPS（绿激光）、2μm激光（铥激光）及二极管激光等。

钬激光：是研究最为深入广泛的激光。钬激光可以进行组织汽化和切割，理论上适用于各种体积的前列腺增生患者。

绿激光：治疗前列腺增生的主要方式是经尿道的前列腺汽化切除术，也称作光选择性前列腺汽化术，在服用阿司匹林、硫酸氢氯吡格雷、华法林钠片等抗凝药物或抗血小板药物的高风险患者中也显示出其安全性及有效性。

铥激光：由于其波长接近于水的能量吸收峰值，因此能产生有效的组织汽化、切割及凝固作用。

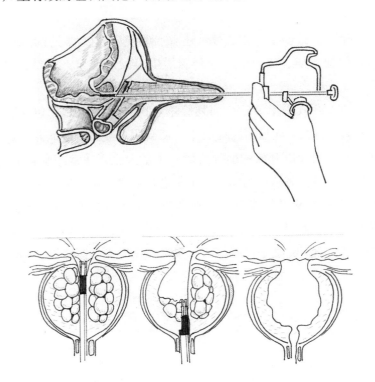

5）经尿道前列腺柱状水囊扩开术（TUCBDP）：通过复合球囊扩裂增生的腺体、包膜和颈部，充分而适当的扩张使前列腺部尿道黏膜脱落、炎性渗出、黏膜下前列腺组织大范围出

血、坏死，尿道明显变宽，但对尿道外括约肌并无功能性损伤。满足前列腺增生微创手术指征的患者大多可以采用这项技术，对麻醉及手术耐受力较差的患者（年老体衰）也是更好的选择。

6）介入手术治疗前列腺增生：前列腺动脉栓塞（PAE）是通过数字减影血管造影显示前列腺动脉的解剖结构，栓塞前列腺供血动脉使前列腺组织缺血萎缩，从而达到缓解下尿路症状的目的。

除以上微创手术方法外，还有一些使用较少的手术术式，如前列腺支架、放射治疗前列腺增生，以及气刀、水刀、射频、高能超声等。

（2）开放手术治疗：前列腺增生的开放手术治疗包括耻骨上、耻骨后、经耻骨、耻骨下、经会阴、经骶骨等入路。最早的外科治疗以开放的前列腺摘除手术为主，通常经耻骨上、耻骨后入路，对增生的前列腺组织进行剜除，主要适用于前列腺体积＞80毫升的患者，特别是合并膀胱结石或合并膀胱憩室需一并手术者。欧洲泌尿外科协会指南认为，对于＞80毫升的前列腺，特别是没有等离子系统或钬激光等医疗设备的时候，开放手术是首选的手术方式。

什么是 TURP 呢

TURP 是腔内泌尿外科最常用的技术之一，一度被认为是前列腺增生手术治疗的金标准。

（1）手术要点：麻醉后，患者取截石位（双腿抬高分开置于腿架上），消毒铺单，连接器械光源、导线等。在电切镜直视下经尿道置入电切镜，观察尿道情况，动作须轻柔，避免损伤尿道、形成尿道假道甚至穿孔。进入后首先观察前列腺左叶、右叶及中叶增生情况，重度增生可为两叶或三叶增生，也有增生不明显但呈活瓣形进入膀胱，使患者无法正常排尿的情况；然后观察膀胱有无小梁、小室甚至膀胱憩室形成，输尿管排尿情况，是否正常喷尿、尿液是否为血性。观察完成后使用电切刀逐一电切增生的前列腺组织，充分电切后详细电凝各出血点，取出膀胱内前列腺组织防止堵塞尿道。手术结束后拔出各器械，留置导尿管，继续观察导尿管中尿液颜色是否清亮，若引流尿液清亮且可持续通畅引流则可结束手术。

（2）手术并发症：是患者及家属最关心的问题，也是泌尿外科医生会向患者反复交代、提醒患者应该注意的事情。

1）出血：为术后最主要的并发症。包括术后少量渗血及大出血。由于 TURP 手术创面大，即使多次电凝止血仍可能造成少量渗血，且多于搬动患者或患者变换体位后加重。对于此种情况常采用制动、持续牵拉导尿管、保持冲洗液通畅、防止膀胱痉挛、补液输血等治疗。若有个别小动脉出血且经积极治疗无法缓解者，或有休克征象，则应立即去手术室再次行手术治疗。

2）尿道损伤：多因操作不熟练，在放置电切镜过程中损伤尿道形成假道等其他损伤情况，在摄像头直视下进镜可最大限度避免损伤。

3）穿孔与外渗：由于术者在对前列腺被膜形态辨认不清或患者尿道狭窄粘连等其他不可预知情况下，对前列腺组织切割过深，在高压冲洗下，膀胱过度充盈，大量液体经穿孔外渗。出现此情况则应尽快结束手术，必要时行腹腔引流。

4）经尿道电切综合征（TURS）：主要出现于经尿道前列腺电切术中，是经尿道电切术病情最为凶险的并发症，TURS多因术中冲洗液大量吸收引起血容量过多和稀释性低血钠为主要特征的综合征。前列腺静脉窦开放、前列腺被膜穿孔、冲洗液压力高、手术时间长（＞90分钟）、使用低渗冲洗液（如蒸馏水）将促使 TURS 的发生。临床表现为先是血压升高、心率快，而后变为血压下降、心动过缓，肺水肿表现，如呼吸困难、呼吸急促、喘息，脑水肿表现，如头痛、烦躁不安、意识障碍，肾水肿表现，如无尿或少尿等。如果发现患者有上述临床征象，给患者急查电解质，及时采取措施，包括利尿、纠正低血钠和低渗透压、吸氧、有脑水肿征象及时给予脱水降颅压治疗。

5）附睾炎：术前术后均有可能发生，多在术后 1～4 周发生，出现附睾肿大、触痛，主要是尿道细菌逆行经输精管感染所致，一般卧床休息、抬高阴囊、应用敏感抗生素治疗多能缓解，但附睾炎治疗多为慢性起效，短期内不可见明显缓解。

6）尿失禁：为良性前列腺增生患者术后常见的并发症，由于尿道的突然通畅使术前不稳定的膀胱收缩异常或其他手术因素导致的尿失禁，可通过加强盆底肌肉锻炼（提肛运动）等方式逐渐恢复。

7）深静脉血栓形成和肺栓塞：TURP 及 TUKEP 取截石位，小腿后部长期受压，老年人下肢和盆腔静脉易形成深静脉血栓，术后长时间卧床也是促发因素。深静脉血栓形成表现为患肢肿胀、疼痛，血栓脱落引起肺栓塞又是 TURP 及 TUKEP 患者术后死亡原因之一。主要预防深静脉血栓形成的措施包括术后多按摩腿部、术后及时行双下肢气压治疗、尽量早日下床活动。

8）尿道狭窄：尿道外口狭窄多因尿道口偏小，电切镜鞘长期压迫，牵拉导尿管的纱布压迫外口导致局部坏死、感染形成，主要通过尿道外口扩张或部分切开腹侧尿道外口治疗；膀胱颈挛缩多由于电切过深，术后膀胱颈瘢痕挛缩所致，表现为排尿困难，膀胱镜检查可以确诊。治疗以冷刀切开或再次电切瘢痕组织为主；尿道其他部位狭窄主要是插入电切镜时损伤尿道所致，直视下放入电切镜可减少尿道损伤的情况。

9）性功能障碍：表现为逆向射精、不射精或性欲低下等。

36

前列腺增生的激光微创治疗有哪些

经尿道前列腺电切术一直被认为是治疗前列腺增生的金标准，主要适用于体积 < 80 毫升的前列腺。与传统手术相比具有手术时间短、创伤小、住院时间短、恢复快等优点。近年来，随着科技的进步及微创观念的普及，激光微创技术在泌尿外科领域得到更多的推广。目前，几种常用于治疗前列腺增生的激光技术如表 3-1 所示。

表 3-1　治疗前列腺增生的激光技术

	原理	特点
钬激光	使组织发生凝固性坏死的同时使血管凝固，利用钬激光沿前列腺外科包膜剜除前列腺组织后推入膀胱，利用粉碎器将前列腺组织粉碎	波长接近组织水分对激光的吸收峰值，容易被水强烈吸收。组织穿透深度仅 0.4 毫米，最大限度减少周围组织热损伤，并发症少
绿激光	使组织汽化，血运丰富的软组织吸收较好，但对周围组织具有较大的热损伤	并发症少，出血少，更适用于高龄、高危患者
铷激光	照射范围内的腺体凝固性坏死吸收，激光能量密度较低，导致组织较大范围的热损伤，但由于其组织消融速度慢，可发生延迟脱落（4 ~ 8 周），再次手术率高，不能用于组织学检查	手术耗时短

	原理	特点
铥激光	激光吸收率高，组织瞬间汽化。组织穿透深度仅为 0.5 ～ 2 毫米，周围组织热损伤小，不会产生严重的组织坏死，继发感染发生率低。铥激光为连续波，平稳切割，不会产生组织飞溅，其凝固和止血效果好	组织汽化和止血效果好，术后留置尿管时间、住院时间短，改善 QOL 评分具有优势

37

前列腺治疗的其他微创手术方法有哪些

外科手术仍是前列腺增生最有效的治疗方案，随着微创外科技术及相关设备的改进，各种治疗方法层出不穷，笔者对现有已进入临床的新技术进行介绍。

（1）前列腺段尿道悬吊术（PUL）：在膀胱镜的引导下，向尿道前列腺部植入带有永久性缝线的微型悬吊装置，通过挤压侧叶从而形成连续性的通道。具有微创、无须全身麻醉、手术时间短和费用低的优点，该术式主要针对侧叶增生的前列腺增生患者，而对中叶明显增生的患者疗效欠佳，因此最新的欧洲泌尿外科学会指南认为 PUL 主要适用于对性功能要求较高，前列腺体积 < 70 毫升且无中叶增生的患者。

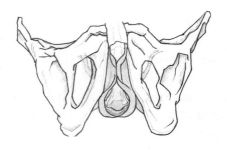

（2）前列腺支架：是通过内镜在前列腺部尿道放入金属（或聚亚安酯）装置，扩张尿道从而缓解患者下尿路症状。相比于传统手术，前列腺支架具有创伤小、见效快和操作简单等优点，适用于不能耐受手术创伤的老年患者。

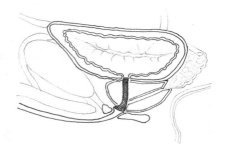

（3）前列腺动脉栓塞：是通过栓塞前列腺的主要供血动脉，使前列腺缺血萎缩，从而改善患者的下尿路症状。

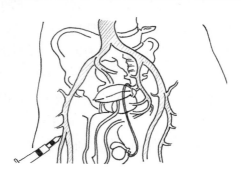

（4）前列腺水刀：在直肠超声引导下，通过智能控制的高速生理盐水流在不产生热能的情况下消融前列腺组织，同时保留血管和外科包膜等结构，对于大体积前列腺的患者疗效更为明显。

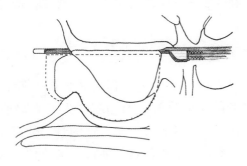

（5）前列腺水蒸气消融：利用射频能量产生水蒸气，由于水蒸气的对流特性，蒸气可通过组织间隙迅速均匀地扩散，在与细胞接触时，将储存的热能释放，从而导致细胞坏死。

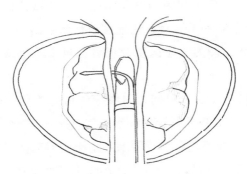

38

前列腺增生的其他治疗方法有哪些

随着人们生活水平和医疗保健条件的不断提高，加速了我国人口老龄化的进程，前列腺增生患者呈明显上升趋势，前列腺增生严重影响着老年男性的身心健康。目前，前列腺病变的主要治疗方法仍然是外科手术治疗，这些治疗方法疗效肯定，然而它存在严格的手术和麻醉的适应证和禁忌证，有一定程度的出血风险，术后所引起的膀胱痉挛、尿道狭窄、性功能减退等后遗症也是部分患者所不能接受的，并需要住院观察。药物治疗虽无上述不良反应，但是药物不但昂贵，对于需长时间服药及老年患者，依从性仍然是待解决的问题。"微创手术"具有快速缓解症状的潜力，虽暂未广泛应用于临床，却为临床医生及患者提供了除手术外的另一种选择。

（1）射频疗法：目前，射频疗法可分为传统经尿道穿刺射频消融术和新兴的对流射频水蒸气热疗。

1）经尿道穿刺射频消融术：是使用射频能量在射频针周围产生一个高温区域，对前列腺组织进行加热和消融。因为信号是直接接触组织，使凝固坏死和细胞死亡只发生在局部区域，但是需要更高的温度和更长的加热周期来达到目标组织中的治疗温度，会影响目标组织的周边。

2）对流射频热疗法：①原理：它是将目标剂量储存的热能通过射频直接输送到前列腺的过渡区，通过使用无菌水蒸气来治疗前列腺增生。当水蒸气与前列腺组织接触时，它凝结成液态，并释放出储存的热能。这种热能会立即使细胞膜变性，导致细胞瞬间死亡。因为水蒸气是湿热能，所以处理过的组织不会炭化或干燥。②适用条件：适用于患有良性前列腺增生的男性的移行区和中央区，尤其是中重度下尿路综合征患者及不耐受手术的患者，但对于合并钙化和结石的患者效果不佳。③优点：对流射频热疗法使得良性前列腺增生患者下尿路症状、尿流和生活质量方面有显著改善，并保留了勃起和射精功能。④安全性：对流射频热疗法可以在麻醉或生理影响最小的情况下进行，只有短暂的轻微不良反应，对性功能几乎没有负面影响，疗效参数有显著改善，所以，在未来，射频水蒸气热疗有望成为良性前列腺增生患者的一线治疗方法。

（2）高强度聚焦超声（HIFU）：近年来，无创的 HIFU 技术发展迅速，该技术是基于产生聚焦超声场，该超声场由耦合到人体中的压电换能器产生并对准目标区域。聚焦波在传播过程中被组织吸收，声能在焦点区域内转化为具有高能量密度的热量，其结果是靶区温度迅速升高，超过蛋白质变性阈值（约60℃），导致凝固性坏死。相比之下，周围结构的声能量密度较低，可避免周围组织损伤，这使得 HIFU 作为无创的外科治疗方法成为一种极富吸引力的选择，备受临床医师和患者的关注。

39

前列腺扩开术：不用切除前列腺治疗前列腺增生的微创手术

（1）介绍：前列腺扩开术是中国人自主发明的新技术，它的全称是经尿道柱状水囊前列腺扩开术。该技术由北京大学第一医院郭应禄院士团队发明，获得了国家发明专利，是拥有我国自主知识产权的一项治疗前列腺增生的新技术。2015年正式开始在国内推广，目前在国内广泛开展数万例，近期效果良好，并开始在国际上推广。它最大的特点是一项开放性技术，在临床应用过程中根据发现的问题不断改进和优化，得到越来越多医生和患者的认可。

（2）原理：前列腺增生引起排尿困难的原因有两个：一是机械性梗阻，即尿道受到增生腺体挤压变得管腔狭小；二是动力性梗阻，即前列腺部位尿道的管壁压力升高导致尿流阻力增大。人体前列腺的包膜完整，增生的前列腺对不同位置的包膜压力不同，扩开术通过加压水囊将包膜扩裂，腺体周围的脂肪等组织填充裂开部位，形成组织垫，狭窄尿道变得宽大，从而有效改善排尿困难症状。一般前列腺包膜在 12 点处最为薄弱，在一定压力的扩张作用下最容易扩裂。正是因为此项技术同时可以通过上述两方面机制改善排尿，所以理论上是非常科学的。

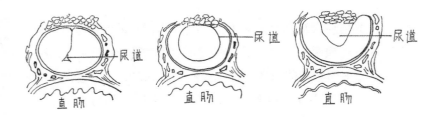

图中标注：尿道、尿道、尿道；直肠、直肠、直肠

（3）优点：

1）保留前列腺器官：前列腺有很多功能，可以分泌 5α-还原酶和前列腺液等，还有辅助射精和排尿的功能。前列腺液是精液的重要组成成分，切除前列腺会失去上述功能，所以保留器官是未来手术的趋势。

2）创伤微小、安全性高：此技术操作简便，局部损伤小，相对其他切除前列腺的手术方式，手术时间大大缩短，平均 10 分钟左右即可完成，出血等手术并发症明显减少。

3）最大限度保护性功能：一般切除前列腺的手术，尤其是激光剜除术，容易损伤膀胱括约肌，导致逆行射精和不射精（失去部分精液来源），而此项技术可以最大限度保护膀胱括约肌，保留精液生成功能，从而保护性功能。

（4）适合人群：满足前列腺增生微创手术指征的患者大多可以采用这项技术，因其采用水囊钝性扩开包膜，没有热损伤和电损伤，不易造成尿道狭窄和膀胱颈口挛缩，所以尤其适合前列腺＜ 30 克和对性功能（包括射精功能）要求高的患者。此外，对麻醉及手术耐受力较差的患者（年老体衰者）也是更好的选择。还有，需要长期药物治疗或者有明显梗阻症状的慢性前列腺炎患者可以考虑早期行此项手术治疗，避免长期药物治疗带来的肝肾功能损害和因排尿困难造成的膀胱功能不可逆损伤。

（5）禁忌人群：各种不能耐受任何麻醉及手术的情况也不能进行此项手术。绝对禁忌情况有：怀疑前列腺癌的患者、合并急性前列腺炎的患者、神经源性膀胱患者、合并膀胱肿瘤的患者和尿道中—重度狭窄无法置管等情况。相对禁忌情况有：如巨大前列腺增生（＞200克）的患者、中叶严重增生并向膀胱内显著凸出＞5厘米的患者均要慎重，但部分患者可以联合电切技术快速切除中叶，从而达到改善排尿，同时缩短手术时间，提高手术安全性的目的。

（6）常见并发症及预防和处理：常见手术并发症有出血、排尿困难和尿失禁等。

与其他微创手术一样，前列腺扩开术最常见的并发症是出血，预防的办法包括术中操作要轻柔；扩开后电切镜认真止血；术后牵拉尿管，注意尿液通畅引流；防止出现膀胱痉挛，预防性使用镇静止痛药物等。如果出现持续严重的血尿，通过加大尿管气囊注水量牵拉止血无效，就要及时二次手术止血，避免更加严重的后果。

术后排尿困难主要原因有术前膀胱逼尿肌功能异常、术后前列腺部的尿道水肿、局部炎症导致排尿疼痛等。所以医生术前要通过尿动力学检查明确膀胱逼尿肌功能，进行术前宣教。如果出现拔除尿管后排尿困难，可以口服 α 受体阻滞药和消炎药，停用解痉药物等影响膀胱功能的药物，严重的可以再次留置尿管5～7天，必要时膀胱造瘘。

少见的术后并发症是尿失禁，可能是操作中水囊定位不当，或者牵拉导管用力过猛导致尿道括约肌损伤所致。所以要到正规的医院找经验丰富的医生进行手术。大多数是轻微损伤，可以通过坚持做提肛运动（每天 3 次，每次 30 ～ 50 下）、会阴部按摩（让患者骑在脚踏三轮车或自行车上做假骑运动）、使用药物［M- 胆碱受体阻断药如舍尼亭（酒石酸托特罗定片）、α 受体激动药如管通（盐酸米多君片）］等治疗；一般数月之后会逐步恢复，如果出现完全尿失禁，可以使用阴茎夹控制排尿，也很方便。

40

什么是前列腺尿道支架置入术

（1）前列腺尿道支架的简介：前列腺尿道支架置入术是在内镜直视下在尿道前列腺部通过放置金属或聚亚安酯装置，以达到缓解前列腺增生所致下尿路症状的目的。前列腺尿道支架的材料主要包括不锈钢、记忆合金、聚氨酯等；前列腺尿道支架的形状与结构也由最初的锥状、螺旋状逐渐改进发展为网状。

前列腺尿道支架的型号主要包括两种：一种是可长期放置但取出较难的永久性支架；另一种为短期放置并可简便取出的临时性支架。永久性支架是最早用于治疗前列腺增生的一种支架，最初认为其治疗前列腺增生所致下尿路梗阻是有效的，尤其适用于有尿潴留但不适宜手术的患者，可以使该类患者满意地排尿，但后来永久性支架因其并发症（如尿路刺激症状、射精痛、上皮增生及支架移位）发生率高而逐渐被抛弃。为避免上述缺点，临时性支架逐渐被研发并应用于临床，随着临时性支架应用例数的不断增加，其治疗前列腺增生的可行性和有效性也逐渐被证实。

目前临床最受关注的前列腺支架是第二代临时植入式镍钛合金装置（iTIND）。iTIND 是一种用来重新塑造膀胱颈和尿道前列腺部的装置，由镍钛合金制成 3 个细长的支柱和 1 个锚定传杆组成，在直视下 iTIND 以扩展的形式放置在尿道前列腺部，其作用模式是通过扩张装置压缩梗阻组织，从而施加径向力，导致特定敏感区域的组织缺血性坏死。

（2）iTIND 的基本原理：iTIND 治疗是一个简单的过程，由泌尿科医生在门诊或病房即可进行。该装置以折叠的方式放置在尿道前列腺部。在治疗过程中，它会慢慢膨胀，并在 3 个精确的点上施加轻微的压力，以扩大开口，使尿液通过该开口流经前列腺部尿道，然后排出体外，并于 5 ～ 7 天后取出该装置。临床试验证明，新改造的前列腺部尿道将持续地缓解前列腺增生症状。支架及原理详见下图：

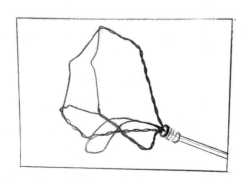

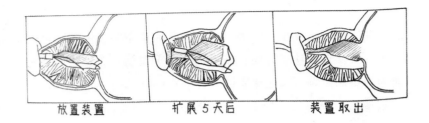

放置装置   扩展 5 天后   装置取出

（3）iTIND 的适应证、禁忌证及并发症：

适应证：前列腺尿道支架置入术主要适用于伴有严重下尿路梗阻的前列腺增生患者，药物治疗无效，而又不能耐受手术的高龄体弱的前列腺增生患者。

禁忌证：严重尿道狭窄不能行膀胱镜检查者；急性尿路感染者；前列腺中叶肥大者。

并发症：支架移位、钙化、支架闭塞、感染、慢性疼痛等。

（4）iTIND 手术疗效：在多项研究的随访中发现，iTIND 治疗前列腺增生引起的下尿路梗阻症状手术疗效确切且持久，在国际前列腺症状评分、生活质量评分、最大尿流率和膀胱残余尿量等方面均有改善，现有报道其疗效可达 3 年，更远期的疗效仍在进一步观察中。此外，有研究发现，中叶明显增生可能对 iTIND 治疗失败有预测作用，同时也有研究发现 iTIND 对射精似乎没有影响，但其对性功能方面的影响尚需进一步验证。

（5）总结：现有的研究数据显示 iTIND 是治疗男性下尿路症状的一种可行、安全、操作简便、快速的微创手术方法。在现有的研究中可见关于早期并发症（包括尿潴留、装置移位所致的一过性尿失禁、感染等）的报道，但未发现关于远期并发症的报道。此外，有研究证实该手术术后 36 个月患者的症状缓解和尿流率增加是有极大希望的，然而这需要长期的结果进一步证实。在性功能方面，该术式不影响射精功能，这使得它成为希望保留顺行射精患者的一种潜在的新选择。

放疗能治疗前列腺增生吗

基质增生是前列腺增生的重要病理特征。在前列腺增生发病过程中，平滑肌细胞和成纤维细胞明显增生，并分别与前列腺增生的临床症状和前列腺体积有明显相关性，抑制此两类细胞增生，是目前前列腺增生治疗的研究方向之一。

采用放射疗法治疗前列腺增生，是基于放射线能使细胞溶酶体裂解自溶，使细胞丧失再生能力从而抑制细胞增生的机制。放射线在分子水平主要引起 DNA 的损伤，进一步在细胞水平产生细胞死亡、突变等，放射杀伤细胞的基本机制是破坏 DNA 双链使其断裂。细胞膜和微管等其他结构的损伤是放射杀伤作用的辅助机制。由于增生的前列腺组织血管丰富，比其他组织对射线敏感。一定剂量的射线作用于腺体组织，使供给腺体的血管萎缩、闭锁、组织纤维化，腺体缩小变软，从而解除对尿道的压迫，使一系列的尿道梗阻症状减轻或消失。

立体定向放射治疗是利用影像（CT、MRI、PET 等）精确定位，在计算机上设计放疗计划，X刀以不同形状的射线束、多入射角度、三维方向照射靶区，使靶区达到损毁性高剂量，周围正常组织受到小剂量照射，受照射剂量从高到低陡然锐减，相当于手术切除病灶。立体定向放射治疗技术能够实现高能射线聚集照射，使高剂量区域与前列腺增生部相一致，最大限度地将照射剂量集中到前列腺增生区域，杀死前列腺内增生细胞，前列腺包膜和膀胱、直肠得以保护。

综上所述，立体定向放射治疗前列腺增生有效、安全、不良反应少，费用低，为治疗前列腺增生提供了一个新的思路。

什么是前列腺动脉栓塞术

前列腺动脉栓塞术是通过介入技术向前列腺动脉内注入栓塞材料以阻断前列腺血供，导致前列腺组织缺血坏死，达到缩小前列腺体积、改善下尿路梗阻症状的一种微创治疗前列腺增生的方法。该手术通常选取股动脉为穿刺血管，穿刺处局部麻醉后在血管造影机的引导下，由介入科医生及泌尿外科医生共同完成。该技术自2000年首次用于治疗前列腺增生难治性血尿以来，历经国内外众多学者的研究与实践，已被证实拥有良好的近期与远期疗效，其更适用于大体积前列腺增生患者，现已经开始在国内外推广。

前列腺是一个有着丰富血供的器官，一般认为前列腺的供血动脉通常是曲折的，当前列腺体积不断增大，前列腺动脉被迫扭曲和螺旋，使得其血供也更加丰富，而前列腺动脉栓塞术治疗原理主要包括：①通过栓塞双侧前列腺动脉，广泛切断肥大前列腺的血运，可诱导前列腺组织缺血性坏死和凋亡，同时阻断雄激素向前列腺组织内循环，通过雄激素相关的凋亡导致前列腺体积缩小来提高治疗效果；②前列腺动脉栓塞术可有效地破坏前列腺部分神经，消除前列腺增生患者平滑肌张力的增高，从而降低尿道阻力，增加尿流率，缓解排尿困难症状。

（1）适应证：①年龄＞50岁的男性；②前列腺体积＞30毫升；③前列腺增生导致的中、重度下尿路症状；④药物治疗6个月以上无效，即 IPSS ＞ 18 和（或）QOL ＞ 3（详见前文评分表）；⑤急性尿潴留拒绝药物治疗者；⑥心肺功能异常或其他系统疾病，不能耐受常规外科手术或麻醉者。

（2）禁忌证：①前列腺癌患者；②合并有巨大膀胱憩室（最大径＞5厘米）的患者；③合并有巨大膀胱结石（最大径＞2厘米）的患者；④慢性肾功能不全的患者，即肾小球滤过率＜60mL/min，血肌酐＞133μmol/L；⑤严重的髂内动脉和（或）前列腺动脉粥样硬化和迂曲；⑥活动性泌尿系感染；⑦凝血功能障碍；⑧膀胱逼尿肌功能严重障碍或神经源性膀胱；⑨对含碘对比剂过敏者。

（3）优点：

1）创伤微小，耐受性高：此技术创伤极其微小，虽该手术相对传统切除前列腺手术方式的手术时间并未明显缩短，但因其只需要局部麻醉，故其有着良好的耐受性，即便是心肺功能异常的患者也可耐受手术。

2）保留前列腺器官：与传统切除前列腺组织手术不同，此手术只对前列腺供血动脉进行超选择性栓塞，保留了前列腺器官。此外，该手术完全不损伤膀胱及尿道括约肌，术中出血、术后尿失禁等情况较少发生。

3）更适用于大体积前列腺增生患者：一般认为前列腺体积越大，其血供越丰富，所以对大体积前列腺增生患者采用常规手术治疗，手术时间会相对延长，术中出血量也会相对较多，手术风险也越大。前列腺动脉栓塞术手术风险较小，目前笔者团队对 17 例超大体积前列腺增生患者采用前列腺动脉栓塞术均获得了良好的疗效。

（4）推荐人群：手术治疗前列腺增生的手术效果确切、安全性高，在临床上具有应用前景，可作为临床上治疗大体积前列腺增生的可选手术方式之一，笔者团队认为对于前列腺体积≥ 120 毫升、高龄、合并基础疾病较多不适合常规麻醉手术的前列腺增生患者更加推荐选择这一微创手术治疗方式。

（5）常见并发症及处理措施：该手术术后并发症主要包括耻骨区疼痛、尿道烧灼感、血尿、血精、急性尿潴留、泌尿系感染、膀胱或精囊异位栓塞等。其中，耻骨区疼痛与尿道烧灼感一般较为轻微，大多数患者均可忍受，若症状明显可口服止痛药辅助缓解不适症状；血尿、血精症状多为一过性的，基本无须处理即可自行缓解；急性尿潴留发生率也相对较低，一般建议患者术后留置尿管 3 ～ 5 天，以防止术后尿潴留的发生；泌尿系感染是该手术最为常见的并发症，患者术后需要留意体温变化，建议预防性地口服抗生素预防感染；膀胱或精囊异位栓塞是该手术最严重的术后并发症，为防止这种情况的发生，术中应该对前列腺动脉进行超选择性栓塞，对于此并发症应做到早发现并及时处理，若出现该情况，及时给予患者活血化瘀治疗，大多数患者经治疗后会逐渐恢复正常。

43

前列腺术后常见并发症及预防包括什么

（1）术后出血

1）临床表现：主要为尿管引流液为血性液体，或自主排尿的尿液为血性。

术后出血为前列腺增生术后主要的并发症，其可分为术后当日出血及继发性出血。术后当日出血常发生在患者返回病房不久或数小时之内，最主要的原因是术中止血不完善。而继发性出血多发生在手术后 1～4 周，其出血原因可归纳为手术过程中静脉窦被切开、手术过程中的广泛过度电凝烧灼、焦痂脱落或术后剧烈运动、大便干燥、前列腺窝感染等多方面。

2）防治措施：①术前应检查患者凝血功能情况，如有异常情况应及时纠正患者凝血功能；②手术结束前应清除膀胱内残留的前列腺组织及血块，术后应及时行膀胱冲洗，并保持尿管通畅，同时可使用解痉剂或术后镇痛药物以防止膀胱痉挛；③术后应注意保持尿管通畅，避免因尿管不畅造成膀胱过度扩张，从而导致手术区域的再次出血；④关于术后饮食，要多吃蔬菜、水果、粗粮或口服轻泻剂（如有糖尿病不宜吃高糖水果），可避免大便干燥，防止术后首次大便干燥、用力挤压前列腺窝而造成术后手术区域的出血；⑤手术结束后3个月内避免骑自行车、摩托车及久坐，避免上下楼梯及跑步等剧烈活动；⑥术后尽量避免用力咳嗽等引起腹压增加的动作，这些动作可引起局部充血从而诱发出血，在咳嗽时应用手捂着肚子，可避免腹压突然增加；⑦术后如果一旦出现难以控制的出血或大量血凝块堵塞导尿管，血凝块难以吸出时，需及时到医院就诊。在麻醉下经尿道插入膀胱镜吸净膀胱内积存血块；如仍无效时应当机立断再次手术清除膀胱内积存血块，继续冲洗引流，并保持尿管引流通畅。

（2）排尿困难

1）临床表现：患者于排尿时出现排尿费力、排尿等待、尿线变细、排尿的射程变短、排尿淋漓不尽、排尿后仍然想排尿，严重者甚至不能自主排尿。

前列腺增生术后仍存在排尿困难有多种原因，如：①术前由于长期下尿路梗阻致膀胱逼尿肌失代偿，或伴有神经源性膀胱等尿流动力学方面的障碍，术后虽解除梗阻，但仍无法自主排尿；②膀胱颈水肿或膀胱颈狭窄：由于长期留置导尿管及气囊压迫可造成膀胱颈水肿，或术中对抬高的膀胱颈部后唇未做楔形切除，或为止血而将膀胱颈过分挛缩，或剥离腺体时损伤膀胱颈部等均可引起膀胱颈狭窄，从而导致术后排尿困难；③前列腺组织残留：前列腺组织增生可为多叶性增生，较小的前列腺组织在术中可被忽略而遗留，拔管后可形成活瓣样阻塞，在排尿时阻塞尿道，或多年以后前列腺继续增生从而再次引起排尿困难；④尿道狭窄：可由于术后留置的导尿管型号过大、尿管留置时间较长或合并尿道感染等多方面的原因。

2）防治措施：对前列腺术后排尿困难患者可针对不同原因采取相应对策。①前列腺增生患者术前必要时应行尿动力学检查，以排除膀胱功能异常的可能；②术中应彻底剜除增生腺体，术后导尿管的牵拉力应适度，约 0.5 千克；③术后排尿困难症状持续存在或出现急性尿潴留时，可试行尿道扩张术，必要时可行尿道膀胱镜及尿道膀胱造影等检查以了解原因，便于进行对症处理；④如为尿道狭窄，可试行尿道扩张术，如效果不佳，可行尿道内切开术或膀胱颈部电切术；⑤如术后证实有腺体残留，可行手术切除残留腺体；⑥应选择口径适当、质地优良的导尿管，一般以表面经过硅胶涂膜处理的 22 ～ 24F 三腔气囊导尿管为佳。

（3）尿失禁

1）临床表现：在患者进行咳嗽、打喷嚏、颠簸或推举重物等导致腹内压急剧升高的动作后发生的不受控制的尿液流出。

尿失禁是前列腺手术后的严重并发症，如果在手术过程中发生了远端尿道括约肌的损伤，手术后即有可能发生尿失禁。此外，在手术之前已经存在膀胱收缩无力或有不稳定性膀胱的患者或在手术过程中因颈部关闭过紧而致膀胱颈部挛缩的患者，以及术前存在尿道狭窄的患者，术后也可能出现尿失禁现象（充盈性尿失禁或急迫性尿失禁）。对术后尿失禁患者进行尿动力学检查及膀胱镜检查均可了解病因，并可采用相应措施予以解决。

2）防治措施：①术前行尿动力检查，检查患者膀胱功能，避免因膀胱功能不良而造成术后尿失禁；②手术过程中注意保护尿道括约肌；③对因为膀胱功能障碍而引起尿失禁的患者可进行定时排尿，训练膀胱功能，必要时可行药物或手术治疗；④如果远端尿道括约肌部分受损，通过加强盆底肌肉群力量的提肛训练，大多数患者可在数周至数月后逐步得到恢复或改善；⑤如严重损伤远端尿道括约肌时，可能会引起完全性尿失禁。一旦发生尿失禁并久治不愈时，短期内可采用阴茎夹等暂时性措施，或进行抗尿失禁手术疗法。较为理想和安全的治疗方法是应用人工尿道括约肌（AUS）装置。

（4）经尿道电切综合征（TURS）

1）临床表现：先是血压先升高、心率快，而后变为血压下降、心动过缓，呼吸困难、急促、喘息等肺水肿表现，头痛、烦躁不安、意识障碍等脑水肿表现，无尿或少尿等肾水肿表现。如果发现患者有上述临床征象，应警惕TURS的发生。

TURS是经尿道前列腺电切术病情最为凶险的并发症，TURS多是因为在手术过程中冲洗液大量吸收而引起以血容量过多和稀释性低血钠为主要特征的综合征。前列腺静脉窦开放、前列腺被膜穿孔、冲洗液压力高、手术时间长（＞90分钟）、使用低渗冲洗液（如蒸馏水）等都可以促使TURS的发生。

2）预防措施：关键在于减少术中冲洗液的过量吸收。①采用低压冲洗，如耻骨上膀胱穿刺持续引流，将冲洗液压力控制在3.93kPa（40cmH$_2$O）以下；②高压冲洗时应经常排空膀胱，防止膀胱过度充盈；③避免前列腺被膜穿孔，避免切破静脉窦（丛），如手术过程中出现外渗明显的现象，应及时切开引流，并尽早结束手术；④术中及术后使用等渗冲洗液，尤其高压冲洗时避免使用低渗冲洗液；⑤技术不熟练的术者，对较大的前列腺（超过 60 克）在高压冲洗下行经尿道前列腺电切术时，时间应限制在 90 分钟以内。

（5）深静脉血栓形成与肺栓塞

1）临床表现：深静脉血栓的临床表现为患肢肿胀、局部胀痛；肺栓塞的临床表现为患者可突然发生不明原因的呼吸困难、胸痛、虚脱、面色苍白、咳嗽等症状。

老年人血液黏稠度高，加上手术后卧床、活动少，均是手术后深静脉血栓形成的重要原因。深静脉血栓形成多发生在小腿或盆腔静脉等处，术后血栓脱落引起的肺栓塞是造成前列腺术后患者死亡的重要原因之一，虽然发生率较低，但是严重肺栓塞往往造成患者猝死，死前有严重呼吸困难，往往来不及抢救。

2）预防措施：①术后多活动腿部，术中及术后穿戴弹力袜（一般每次弹力袜佩戴时间为 8 小时，然后可脱下弹力袜休息 30 分钟，在脱下弹力袜期间嘱咐患者家属按摩患者腿部，晚上休息时需穿弹力袜），陪护人员可对患者进行腿部按摩，并嘱咐患者经常行踝泵运动及术后早日下地活动；②避免术后常规使用止血药物等；③术后行凝血功能检查，筛查下肢血栓的形成。

（6）性功能障碍

1）临床表现：逆向射精、不射精或性欲低下等。

前列腺手术后，射精时由于尿道内括约肌及膀胱颈关闭不严，导致精液进入膀胱，不能正常射出体外，即逆向射精。不射精多因为损伤精阜射精管而造成。术后还可能会造成性欲低下、勃起不坚甚至阳痿等情况。

2）预防措施：①术前对有性生活的患者应提前交代清楚

发生这些并发症的可能性，以解除患者思想上的顾虑；②在手术时尽量不损伤前列腺包膜，避免过多使用大功率电凝烧灼前列腺包膜及前列腺尖部两侧神经血管束；③尽最大可能地保留膀胱颈部的环形纤维，以降低阳痿及逆行射精的发生率。

（7）膀胱痉挛

1）临床表现：下腹部憋胀、尿频、尿急、尿痛，尿液可沿着尿管流出，甚至表现为血尿。

手术后膀胱痉挛发生率很高，膀胱痉挛的频繁发作给患者带来极大痛苦，而且可导致术后出血，增加再次手术的风险，同时出血形成的血块易堵塞导尿管，延长了术后膀胱冲洗时间，使患者不能早期下床活动，增加了术后血栓形成、肺炎和其他心脑血管疾病的发生率及脑梗死、心肌梗死、肺栓塞等严重心脑血管疾病的发生率。

2）预防措施：①有膀胱痉挛症状的患者可口服镇痛药或解痉药；②术后在行膀胱冲洗时，采用恒温箱预先放置冲洗液袋，加温到38℃后再行冲洗，或在热水桶里预先加温后再用，以减少对膀胱的刺激，可达到很好的预防效果；③手术前患者存在膀胱慢性炎症也会造成膀胱痉挛，术前可行膀胱冲洗及抗感染治疗，控制膀胱慢性炎症。

（8）尿路感染、附睾炎

1）临床表现：尿路感染的临床症状为尿频、尿急、尿痛、肉眼血尿及腰痛等局部症状，也可同时存在发热、寒战等全身症状。附睾炎的临床表现为附睾肿胀、疼痛、发热等症状。

尿路感染主要与术前感染未充分控制或有耐药菌株产生有关，术后留置尿管也可能是感染因素。而附睾炎主要是由于尿道内细菌沿着射精管、输精管逆行感染至附睾所致，通常会在术后 1～4 周发生。

2）预防措施：①术前应该常规做细菌培养，应用抗生素控制泌尿系感染；②在患者术后留置尿管期间，患者家属要注意护理患者尿道外口的局部卫生，避免造成逆行感染；③在患者拔除尿管后，嘱咐患者保持会阴部的局部卫生，并且嘱咐患者多饮水；④附睾炎急性期可选用合适的抗生素，托起阴囊，局部热敷或理疗。

（9）术后寒战反应

1）临床表现：术后发生寒战反应，主要是因在术中应用大量冷的冲洗液而导致的，尤其是在冬天发生率最高。

2）预防措施：①术后注意给患者盖紧棉被，做好保暖措施；②对冲洗液袋进行预加温后再行手术冲洗，可预防术后寒战反应的发生。

前列腺增生手术出院后的注意事项有哪些

（1）口服抗生素：术后使用 5～7 天，预防泌尿系感染。

（2）多饮水：每天饮水 3000 毫升左右，以预防尿路感染、尿道狭窄及膀胱颈挛缩。注意晚上睡前 1 小时少饮水，以利于睡眠。

（3）有的患者出院时可能还不能拔除尿管，这些患者在拔除尿管之前，应提前 1～7 天辅助憋尿（将尿管夹住，辅助患者完成憋尿行为。等患者有排尿的感觉时，再将尿管打开，将尿液排出，其间叮嘱患者多饮水）。值得注意的是，有的患者因为常年排尿不顺畅导致膀胱感觉功能减弱，所以，患者每次憋尿时间不能超过两个小时。在晚上睡觉时记得保持尿管通畅，避免夜间因憋尿造成继发性出血等不良后果。在拔除尿管以后，患者可能会出现轻微尿频、尿急、尿痛等，这属于正常情况，可以嘱咐患者多饮水或口服抗生素，也可行盆底肌康复训练帮助控制排尿。

（4）术后近期观察有无继发性出血：如果尿色红或淡红（尤其大便后），无血块形成，也不影响排尿，可多饮水。血尿往往在 1～2 天自行停止。一旦尿色由淡红逐渐加深，这提示有活动性出血，或如因出血形成血块，可造成排尿困难，需及时到医院就诊。

（5）2 个月内适量运动：以散步为主，避免登高、骑自行车等运动，避免直立坐位，避免温水坐浴，避免压迫、损伤前列腺窝，以免引起术后伤口大出血，一旦出血严重及时就医治疗。

（6）保持大便通畅：无糖尿病患者可多吃香蕉、蔬菜、蜂蜜或滋脾润肠的中成药，必要时可服用缓泻剂（番泻叶 15～30 克，泡水服用），防止大便秘结，因大便硬结易挤压前列腺致创面出血。

（7）在饮食方面：家属要让患者多吃一些富含粗纤维的食物（如杂粮、芹菜及苹果等），这样有助于患者排便。家属还可以让患者适当吃一些鸡蛋、牛肉、瘦猪肉、鸡肉，并让患者适量喝一些果汁、牛奶。家属必须有意识地提高菜肴的色、香、味，以唤起患者的食欲。不能吃辛辣刺激性食物，还要戒烟、戒酒。

（8）复查：观察尿线粗细，如未出现尿液变细，排尿通畅，也无血尿、尿频、尿急等症状，可于术后 3 个月复查；如尿线逐渐变细，需及时到医院试行扩尿道，以防止尿道狭窄。

（9）早期发现附睾炎：附睾炎常在术后 1～4 周发生，故出院后如出现阴囊肿大、疼痛、发热等症状应及时去医院就诊。

（10）如患者出现尿频、尿急等症状，其症状不缓解或排尿后膀胱内残余尿较多，尿常规化验多次异常者，应详细检查神经及内分泌系统，必要时行尿动力学检查，以排除神经性膀胱功能障碍。

第四章

前列腺癌篇

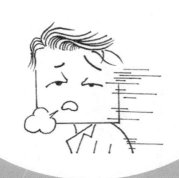

01

前列腺癌离我们并不遥远

前列腺癌是男性最常见的癌症之一，在男性常见癌症中位居第二，也是世界上第三大癌症。前列腺癌的发病率有明显的地域和种族差异，黑人和白人发病率高于亚洲人种。流行病学资料显示亚洲裔人群移居美国后前列腺癌发病率会明显升高，证实地理环境及饮食习惯因素也是影响前列腺癌的发病因素。

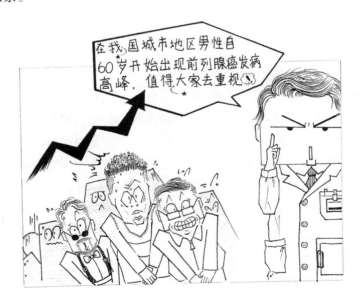

近年来随着中国经济的迅速发展和人民生活质量的改善，饮食习惯和生活方式逐渐西方化，同时人均寿命逐步提高，前列腺癌成为在我国发病率升高的 6 种癌症之一，位居男性恶性肿瘤第 6 位。在我国，越是发达地区前列腺癌发病率越高，城市高于农村，沿海一线城市高于内陆地区，最近几年报道，北京、上海的前列腺癌发病率可以达到 0.02% 左右。所以前列腺癌离中老年男性并不遥远，应该值得大家去关注。

02

哪些人属于前列腺癌的高危人群

前列腺癌的高危人群主要有三类：一是 60 岁以上的男性，我国 60 岁以上的老年男性前列腺癌的发病率明显增加，发病高峰在 75 ～ 78 岁；二是家庭直系亲属中有患前列腺癌者，其患前列腺癌的概率是正常人的两倍左右，直系亲属中包括父亲或兄弟有两位及以上患前列腺癌者，其前列腺癌的发病率是正常人群的 8 ～ 10 倍；三是平时饮食习惯偏好摄入过多动物内脏、红肉类、海鲜类、高油脂烹饪等高脂肪、高热量、高蛋白食物的人群，也是前列腺癌发病的一个重要群体。

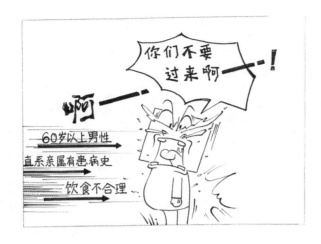

　　因此，对于有以上危险因素的人群，应该提高自身可能患前列腺癌的警惕性，50岁以上男性每年到医院进行体检，饮食方面减少高脂肪、高蛋白食物的摄入，多饮绿茶、摄入新鲜水果和蔬菜，特别是番茄中的番茄红素，能抑制前列腺癌的发生，可以适当多吃。

03

发生哪些情况应考虑可能患前列腺癌

　　第一，在例行体检时医师行经直肠指诊可触及前列腺质硬结节。由于前列腺紧贴在直肠前面，经过直肠指诊可以很容易了解到前列腺的情况。当发生前列腺癌时，直肠指诊会发现发生下列情况后应考虑可能患有前列腺癌, 应及时就诊!

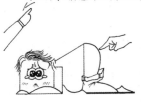

直肠指诊可触及前列腺硬结节

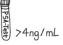

血清总 PSA > 4ng/mL

尿血. 骨痛. 伴有排尿不适

前列腺表面不光滑, 可以摸到凸起的结节, 如果肿瘤体积较大, 整个前列腺都触之硬如木石, 应考虑患前列腺癌可能。

第二, 在例行体检时化验血前列腺特异性抗原（PSA）水平升高。PSA 是目前最为敏感的前列腺癌肿瘤标志物, 健康男性血清 PSA 值为 0 ~ 4ng/mL。当血清总 PSA（tPSA）> 4ng/mL 时, 建议患者到医院泌尿外科门诊及时就诊, 进一步诊治以判断是否患有前列腺癌。

第三, 前列腺癌发展到一定程度时会出现尿血的现象。前列腺癌发展到晚期时, 癌组织侵犯后尿道或膀胱颈部, 已经穿透后尿道和膀胱颈的癌组织暴露在尿液中, 这些脆弱的癌组织出血就会和尿液一起形成血尿的现象。因此, 出现肉眼血尿的中老年男性应及时到医院就诊。

第四, 前列腺癌最常见的转移方式是骨转移, 发生骨转移时, 最常见的骨痛表现为腰痛, 这是腰椎转移的表现。还可表现为腿痛或者胸骨、肋骨疼痛, 这种疼痛一般比较剧烈, 需要服用止痛药才能缓解。当有中老年男性出现顽固性骨痛伴排尿不适的情况时, 应及时到医院排查前列腺癌。

什么是PSA？如何进行规范化检查

PSA 的全称是前列腺特异性抗原，它是一种由前列腺上皮细胞产生的蛋白酶。血清中的 PSA 绝大部分来源于前列腺，具有器官特异性。通常以总 PSA（tPSA）代表血清 PSA 水平，tPSA 的正常值范围是 0 ~ 4ng/mL。当肿瘤破坏淋巴与前列腺上皮细胞之间的结构时，腺泡内容物进入血液循环，导致血清 PSA 水平升高。PSA 作为前列腺癌的特异性标志物，对前列腺癌的诊断特异性达 90% ~ 97%。被广泛应用于前列腺癌的筛查、诊断及治疗后的监测。

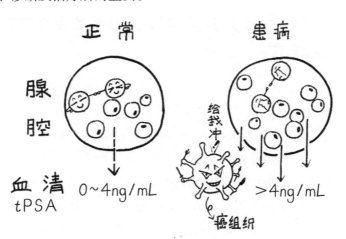

那么化验 PSA 的注意事项有哪些呢？

（1）对于 50 岁以上的中老年男性应该在常规体检时加入这项肿瘤标志物的化验检查，特别是有前列腺癌家族史的男性群体，建议每年检查 PSA。

（2）在进行 PSA 检查之前，患者至少应该有两天的时间不能进行性生活。

（3）直肠指诊、膀胱镜检查、导尿操作 48 小时后再进行 PSA 检查。

（4）在无急性前列腺炎和尿潴留的前提下进行。

因此，对于 PSA 的结果，需做全面、细致的分析，排除其他因素对检查结果的影响，以便做出准确、全面的诊断。

05

哪些情况下需要做前列腺多参数磁共振检查

磁共振成像（Magnetic Resonance Imaging，MRI）是前列腺癌局部分期最准确的影像学检查方法。对于有下列情形的患者建议进行前列腺多参数磁共振检查：

（1）PSA 升高和（或）直肠指诊前列腺有结节尚未进行前列腺穿刺活检患者。在适当的情况下，前列腺多参数磁共振成像阴性患者可以推迟活检并继续 PSA 监测。

（2）PSA 升高，但前列腺穿刺活检为阴性的患者，需要通过前列腺多参数磁共振检查明确是否有可疑病灶并指导进行再次穿刺活检。

（3）既往前列腺穿刺活检确诊为前列腺癌的患者，前列腺多参数磁共振检查可以为前列腺癌的分期提供依据，也可以作为主动监测的手段。

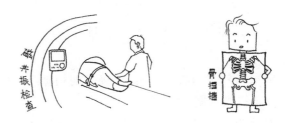

（4）明确前列腺癌诊断并进行了手术、内分泌治疗或放疗后生化复发（PSA 再次升高）的患者，进行前列腺多参数磁共振检查有助于确定复发部位、病变范围等。

06

什么是前列腺穿刺活检

前列腺穿刺活检是指应用穿刺针从前列腺中获得前列腺组织的一种微创的操作方式，用来确诊前列腺癌，现在前列腺穿刺活检已经成为一种非常安全的检查。

在什么情况下医生可能会建议进行前列腺穿刺活检呢？

第一，血清 PSA 超过 10ng/mL。

第二，直肠指诊发现前列腺有硬结，怀疑肿瘤。

第三，B 超或磁共振检查发现前列腺有占位性病变。

第四，PSA 在 4 ～ 10ng/mL 这个范围内的患者，游离 PSA 和总体 PSA 的比值异常或前列腺特异性抗原密度（PSAD）值异常。

第五，身体其他部位发现转移癌，且怀疑原发灶来自前列腺。

第六，确定前列腺癌的 Gleason 分级和前列腺癌的病理类型，为治疗方案提供依据。

第七，对非手术疗法的疗效评价，做治疗前后前列腺癌病理变化的对比。

符合以上任意一项，应该接受前列腺穿刺活检。

前列腺穿刺活检如何进行

前列腺穿刺活检是在 B 超引导下，医生通过会阴部或直肠前壁将活检针置入前列腺内，将部分前列腺组织取出体外送病理检查。根据穿刺途径的不同，前列腺穿刺可分为经直肠超声引导的会阴穿刺和经直肠穿刺两种。根据穿刺针数来分，可以分为 10 针穿刺法、12 针穿刺法、12+X 针穿刺法、饱和穿刺法等。

经会阴穿刺：在棒状双平面探头引导下用穿刺针经会阴对前列腺做穿刺活检。

经直肠穿刺：在端扫式探头引导下用穿刺针经直肠前壁对前列腺做穿刺活检。

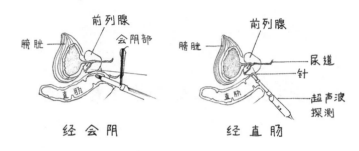

前列腺穿刺活检之前需要做哪些准备

（1）首先行血液、尿液常规分析，以此来确定有无尿路感染，如果有感染，前列腺穿刺可能会被推迟，需要服用抗生素来控制感染。

（2）在手术前一周，停止服用能增加出血风险的药物，如华法林钠片、阿司匹林等。

（3）行经直肠穿刺前，做清洁灌肠。

（4）糖尿病患者血糖控制在 8.0mmol/L 以下。

（5）经直肠穿刺推荐首选喹诺酮类抗菌药，口服环丙沙星、左氧氟沙星等。

（6）经会阴穿刺不需要预防性应用抗生素。

（7）对高血压、冠心病患者，控制好血压，做心电图检查。

前列腺穿刺术后有哪些注意事项

（1）穿刺后多饮水、勤排尿，避免憋尿并持续使用抗生素 3～5 天。

（2）观察术后有无血尿，少量血尿可自行减少并消失；血尿严重时需留置导尿管牵引压迫止血。

（3）术后一周内应避免沾水，以防伤口感染。

（4）术后两周内不进行骑车类运动，防止针道出血。

（5）血尿是前列腺穿刺最常见的并发症，穿刺针损伤患者的直肠黏膜可引起血便，通常在穿刺后很快消失。部分患者会在穿刺后出现排尿困难的症状，必要时可以导尿。

什么是前列腺 Gleason 评分

Gleason 评分系统是前列腺癌最常用的病理分级系统。描述了前列腺癌 5 种组织学结构，对每一种结构按照 1～5 分进行赋值，1 分代表分化最好的前列腺癌，5 分代表分化最差的前列腺癌。所谓的分化可以通俗地理解成恶性程度高低，分化越差，恶性程度越高。举例：Gleason 评分 3 + 4 = 7 分，代表的是前列腺癌的主要成分是 3 分，次要成分是 4 分，总分是 7 分。

分级	组织学特征	
1 级	单个的分化良好的腺体密集排列，形成界限清楚的结节	
2 级	单个的分化良好的腺体较疏松排列，形成界限较清楚的结节	
3 级	分散、独立的分化良好的腺体	
4 级	分化不良、融合的或筛状的腺体	
5 级	缺乏腺性分化和(或)坏死	

11
😊😊😊😊
什么是 PSMA？有何应用意义

前列腺特异性膜抗原（Prostate Specific Membrane Antigen，PSMA）是一种前列腺癌细胞表达的蛋白。PSMA 作为一种重要的前列腺癌特异性蛋白与前列腺癌的进展和复发密切相关，可依据 PSMA 的相对表达量来评估前列腺癌的病情状态，是评估前列腺癌进展的独立指标。

那么，如何检测 PSMA 呢？可以通过 PSMA PET-CT 来对其进行显影，从而对前列腺癌原发灶及其转移灶进行精准定位。PSMA PET-CT 作为前列腺癌影像的最新手段，已受到广泛关注。对前列腺癌的早期诊断、病情判断、治疗及预后均有重要临床意义。PSMA 的检测因成为一种针对前列腺癌早期诊断和精准定位的新兴的手段而被关注，目前在有条件的三甲医院可以开展这项检查。

12

初次发现确诊的前列腺癌的危险程度分类是怎样的

初次发现确诊的前列腺癌一般分为局限性前列腺癌和转移性前列腺癌。

（1）局限性前列腺癌

1）低危险组包括：①经尿道前列腺电切术后病理检查偶然发现的前列腺癌；②PSA 4～10ng/mL，而肛诊未触及肿物，进行穿刺活检后才发现的前列腺癌；③肿瘤局限在前列腺单侧叶的 1/2 或者更小的范围内。

2）中危险组包括：肿瘤生长超过前列腺单侧叶的 1/2 或侵犯两叶，但是局限在前列腺包膜内，PSA ＜ 20ng/mL。

3）高危险组包括：肿瘤生长超过了前列腺包膜，甚至到达周围器官，如精囊腺或者周围软组织（如骨盆壁），PSA ＞ 20ng/mL，主要 Gleason 评分达到 4 分或者 5 分。

（2）转移性前列腺癌：是指除了前列腺局部的癌灶，发现时肿瘤已经转移到骨等其他器官。

1）高危险组：出现 ≥ 4 个骨转移灶或者出现内脏转移。

2）低危险组：≤ 3 个骨转移灶且无内脏转移。

13

所有确诊的早期前列腺癌患者都需要
积极手术治疗吗

早期前列腺癌并非都需积极手术治疗。主要情况如下：
①有严重合并症者：前列腺癌患者合并有严重的心脑血管疾病
（冠心病、频发心肌梗死、严重脑出血与脑梗死）、严重肝硬
化、肾衰竭等疾病史，这些合并症致死的风险明显增高，所以
以保持生活质量为目的观察等待就是比较好的选择；②低度危
险、预后良好的中度危险前列腺癌患者：为避免局部治疗的不
良反应和影响生活质量，可以选择不实施即刻治疗而严密随访
的主动监测方法。

观察等待   **主动监测**

观察等待与主动监测在欧美等国家和地区相对常见，但
基于国内各地区前列腺癌的穿刺活检和病理诊断参差不齐，也
不排除存在延误病情的可能。所以，两种方法虽然能够避免手
术治疗引起的并发症与生活质量的下降，但医生有必要将前列
腺癌进展的风险告知患者，让患者自己做出谨慎合理的选择。

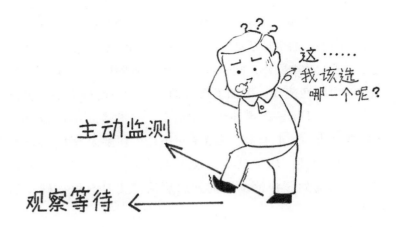

14 达·芬奇机器人手术治疗前列腺癌是怎样的

2000 年，达·芬奇机器人被美国 FDA 批准使用。机器人外科技术经过 20 余年的发展，在前列腺癌高发的美国和欧洲大部分国家已非常成熟。由于前列腺位于相对狭窄的盆腔内，周围有固定的筋膜和静脉丛包裹，位置较深，传统的开放手术、腹腔镜手术难度较大，操作空间有限，而依靠达·芬奇机器人系统，术者可以实现裸眼三维成像，手术视野比实际放大 10 ～ 15 倍，可以更加清晰地分辨解剖结构、神经和血管，手术过程更加精准，而且，机械臂的关节更加灵活，转的角度也远超人的手臂的生理活动，在一定程度上可以完成人手臂不能直接完成的精细操作，同时机器人手术的操作系统有效地滤除人手的生理性颤动，增加了操作的稳定性，使整个手术视野宽广清晰，手术解剖更细致，出血少，手术缝合更精细准确，术后恢复快，基本上术后第 3 天可下床，住院天数大大减少，术后切缘阳性、尿失禁等并发症明显减少。因此，达·芬奇机器人前列腺根治术在前列腺癌治疗史具有里程碑式的意义。

达·芬奇机器人前列腺癌根治术手术适应证：

（1）危险因素等级：①低危（临床分期 T_1 ～ T_{2a}、Gleason 评分 2 ～ 6 分、PSA ＜ 10ng/mL）和中危（临床分期 T_{2b} ～ T_{2c} 或 Gleason 评分 7 分或 PSA 10 ～ 20ng/mL）的局限性前列腺癌患者，推荐行根治术；不推荐行短疗程（3 个月）新辅助内分泌治疗；②小体积的高危（临床分期 T_{3a} 或 Gleason 评分 ≥ 8 分或 PSA ＞ 20ng/mL）局限性前列腺癌患者，可有选择地进行根治术；PSA ＞ 20ng/mL 或 Gleason 评分 ≥ 8 分的患者术后可给予其他辅助治疗；③极高危的前列腺癌患者（临床分期 T_{3b} ～ T_4 或任何 T，N_1），严格筛选后可行根治术并需辅以综合治疗。

（2）预期寿命：预期寿命 ≥ 10 年者可行根治术。

（3）健康状况：前列腺癌患者多为高龄男性，手术并发症的发生与身体状况密切相关。因此，只有身体状况良好，没有严重心肺疾病的患者适合行根治术。

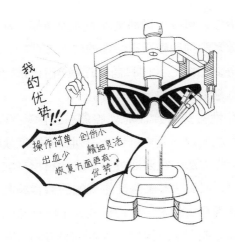

15

初发晚期前列腺癌如何治疗

在我国，70% 的前列腺癌患者初诊时已处于中晚期，未发生远处转移的患者 5 年生存率能达 80%，而一旦发生远处转移，5 年相对生存率则下降至 30%。不过，与其他癌症相比，前列腺癌恶性程度相对较低，进展也相对缓慢，即使是晚期，经过有效治疗，也能明显延长患者生存期。晚期前列腺癌包括局部晚期前列腺癌、转移性去势敏感性前列腺癌和去势抵抗性前列腺癌 3 种。雄激素剥夺治疗（ADT）仍是晚期前列腺癌的主要治疗手段。

（1）局部晚期前列腺癌：内分泌治疗作为局部晚期前列

腺癌的常规治疗，可减少局部复发和远处转移，延长患者生存期。去除雄激素和抑制雄激素活性的治疗方法均可以称为内分泌治疗。内分泌治疗是我国目前治疗晚期前列腺癌使用最多、效果良好，也是最简单的治疗方式。

（2）转移性去势敏感性前列腺癌：去除雄激素通过雄激素剥夺治疗方法实现，最初可作为前列腺癌晚期或转移性前列腺癌的单一治疗方法，主要通过手术或者药物来减少雄激素分泌。手术治疗一般做法是去除产生睾酮的器官睾丸，而药物则采用黄体生成素释放激素拟似物等减少雄激素分泌。

（3）去势抵抗性前列腺癌：通常前列腺癌在经过传统的ADT或者抗雄治疗后，可以进展到CRPC阶段，也就是我们通常所说的去势抵抗性前列腺癌，这个阶段的前列腺癌，传统的一线内分泌治疗方案通常失效，而且肿瘤的恶性侵袭程度明显升高，比较容易发生转移扩散。因此，在这个阶段的前列腺癌，我们通常要用到一些新型的内分泌治疗药物，临床上应用比较多的是醋酸阿比特龙联合泼尼松的治疗方案，醋酸阿比特龙可以通过抑制雄激素合成途径的关键酶CYP17，从而抑制睾丸、肾上腺和前列腺癌细胞的雄激素合成，效果良好。

其他的一些新型内分泌药物，包括恩杂鲁胺、阿帕他胺等，以多西他赛为主的化疗方案，在临床上也有一部分应用，通常可以用于内分泌治疗无效的一些患者，也可用于骨转移病灶的一些治疗，包括局部姑息性的放疗以及双膦酸盐的治疗，一些免疫治疗以及靶向药物也在临床的推广应用中。

16

前列腺癌患者到底需不需要做PET-CT

PET–CT 将 PET 与 CT 融为一体，由 PET 提供病灶详尽功能与代谢等分子信息，而 CT 提供病灶的精确解剖定位，一次显像可获得全身各个方位的断层图像，具有灵敏、准确、特异性高、定位精确等特点，能有效达到早期诊断疾病的目的。

前列腺癌的血液供应比正常前列腺丰富，代谢增强，能量消耗也增加，通过 PET 图像能发现癌灶代谢活跃。①早期：前列腺癌早期时，磁共振（MRI）检查较 CT 有明显优势，PET–CT 检查效果不如 PET–MRI 检查，所以 PET–CT 不作为首选检查；②中晚期：前列腺癌中晚期患者，推荐 PET–CT 精

177

第四章　前列腺癌篇

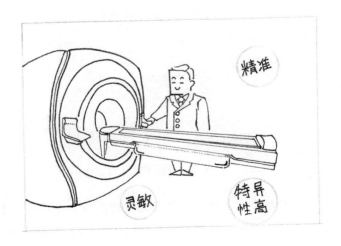

准评估肿瘤分期，尽早发现肿瘤的进展、转移等情况，也可以准确评估肿瘤的治疗效果。

什么是前列腺癌 ADT 治疗

ADT 治疗简称雄激素剥夺治疗，是转移性前列腺癌最主要的标准治疗方式，常需贯穿患者后续治疗的始终。基于雄激素是前列腺癌发生、发展的重要影响因素，ADT 治疗能通过降低睾酮水平达到延缓前列腺癌病情的目的。

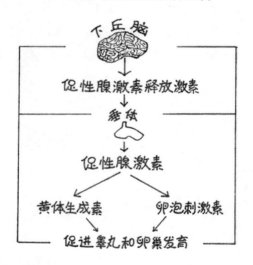

ADT 治疗的主要方式有：①单纯去势治疗：主要包括手术去势和药物去势。手术去势是一种简单、成本低、不良反应小的

处理方式，主要通过切除双侧睾丸达到去势目的，手术后血清睾酮水平可快速下降，通常在 12 小时内可达到去势水平。药物去势主要通过影响下丘脑—垂体—性腺轴，减少睾丸产生雄激素达到去势目的。主要包括：促黄体激素释放激素激动药（如亮丙瑞林、戈舍瑞林、曲普瑞林等）、促黄体激素释放激素拮抗药（如地加瑞克）；②单纯抗雄激素药物治疗：主要有非甾体类抗雄激素类药物（如氟他胺、比卡鲁胺、恩杂鲁胺、阿帕他胺等）；③以药物或手术去势为基础的联合治疗方案：如联合多西他赛化疗、联合恩杂鲁胺/阿帕他胺、联合使用氟他胺/比卡鲁胺。

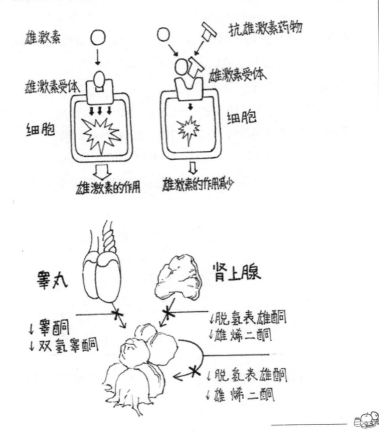

18

什么是去势抵抗性前列腺癌（CRPC）

我国前列腺癌呈显著上升趋势，初诊时多数属于中晚期，内分泌治疗则是晚期前列腺癌患者的基础治疗，但经过中位时间 18 ～ 24 个月的内分泌治疗后，几乎所有患者都进展为去势抵抗性前列腺癌（CRPC）。CRPC 指前列腺癌患者经过 ADT 治疗后，血清睾酮达到去势水平（< 50ng/dL 或< 1.7nmol/L），但疾病进展的前列腺癌阶段。

CRPC 病情进展主要表现为：①PSA 水平持续性升高：每隔 1 周测 PSA 水平，连续 3 次，血清 PSA 持续升高，且较基础值升高 50% 以上。同时，PSA 绝对值达 2ng/mL 以上；②影像学表现：检查发现新病灶，包括骨扫描提示至少 2 处新发骨

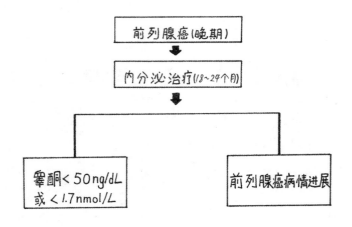

转移病灶，发现新的软组织病灶。特别注意的是，仅仅单纯症状进展还不足以诊断为 CRPC。

前列腺癌患者是否可以选择放射治疗

　　放射治疗（简称放疗），是利用高能射线或放射性粒子杀伤肿瘤细胞的治疗手段。

　　前列腺癌患者可以选择放射治疗，主要有以下几种情况：①低度危险和中度危险的早期前列腺癌：该类患者可以选择单纯性放射治疗、调强放疗（IMRT）、立体定向放疗（SBRT）、三维适形放疗（3D-CRT）等放疗技术，这些技术能在图像的引导下做到精准放疗，严重的并发症很少见；②高度危险的前列腺癌：此类患者可选择内放疗联合外放疗，内放疗是将放射源（^{125}碘、^{103}钯、^{192}铱等）直接放入天然腔道或放入被治疗的组织内进行照射，同时需要配合上述的外放射治疗；③其他情况：对于一些手术治疗后复发、晚期前列腺癌发生骨转移、淋巴结转移者，放射治疗也是可选择的方法，能有效改善患者疼痛症状，部分对病灶缓解也能起到很大帮助。

20

前列腺癌骨转移后的治疗方法与选择是怎样的

　　前列腺癌患者中约 70% 在疾病进程中可出现骨转移，转移部位主要发生在胸椎、腰椎、肋骨、骨盆及长骨近端等部位，往往表现为多灶性转移。骨转移早期阶段患者可无相关临床症状，随着疾病的进展，约 90% 晚期前列腺癌患者的首发症状是疼痛，此外，患者可出现病理性骨折、肢体活动障碍、脊髓压迫、高钙血症、昏迷、肌无力和麻痹等临床表现。

　　主要的治疗方法有：①针对难治性骨痛患者：外照射放疗可显著缓解疼痛症状，疼痛仍无法耐受者可选择单次小剂量放疗；②骨转移引起的椎体塌陷或畸形、脊髓压迫、病理性骨折：可通过骨水泥填充或减压手术缓解患者疼痛症状和改善患者生活质量；③双膦酸盐药物：作为骨保护剂，能有效治疗骨破坏、缓解骨痛、预防和推迟骨相关事件发生，尤其能推迟病理性骨折的发生，现临床多用第三代膦酸盐类，如唑来膦酸、伊班膦酸、利塞膦酸等；④分子靶向药物：该类药物可抑制破骨细胞活化，减少骨吸收，增加骨密度，用药期间要适当补充钙剂与维生素 D，同时做好严密监测。

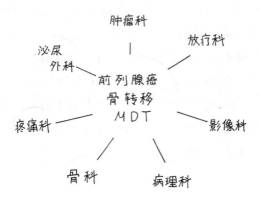

21

前列腺增生会不会转为前列腺癌

一般情况下，前列腺增生本身是不会转为前列腺癌的。如果把前列腺比作一个鸡蛋，前列腺外面的包膜是蛋壳，前列腺外周带是蛋白，而前列腺移行带则是最中心的蛋黄。通常，前列腺增生主要发生在中央区域的移行带，而前列腺癌主要发生在前列腺的外周带，两者在解剖位置上存在根本性的区别。

前列腺增生与前列腺癌是两种完全不同的病理过程。前列腺增生是中老年男性常见的一种疾病，主要以腺体增生造成排尿困难为主，而前列腺癌是一种恶性肿瘤，如得不到良好的控制之后会转移，并且会危及生命。

需要患者注意的是，尽管前列腺增生与前列腺癌是两种完全不同的疾病，但两者是可以同时存在的，千万不要以为有前列腺增生就不会长前列腺癌，也有一小部分前列腺癌（大约10%）会发生于前列腺移行带，所以，前列腺增生手术后的标本中也可以发现前列腺癌。因此，广大老年男性出现排尿困难症状，千万不要想当然认为是前列腺增生，一定要到正规医院专科检查以排除前列腺癌。

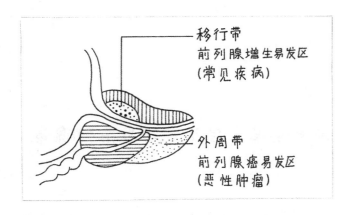

移行带
前列腺增生易发区
（常见疾病）

外周带
前列腺癌易发区
（恶性肿瘤）

前列腺增生手术后还会患前列腺癌吗

前列腺的构造与橘子非常相似（橘子皮包裹里面的果肉），前列腺分为移行区（橘肉）与外周区（橘子皮），尿道则穿过移行区（橘肉）。前列腺增生主要发生在移行区（"橘肉"部分），而前列腺癌则发生在前列腺的外周带（"橘皮"部分）。

前列腺增生时"橘肉"越来越大，而"橘皮"被压得越来越薄。前列腺增生手术是通过尿道切除增生的前列腺组织（橘肉），扩宽尿道，改善排尿症状。但是，前列腺增生手术不是切除"橘皮"，也就是说前列腺癌好发的"橘皮"区域仍然被保留下来。所以，前列腺增生手术后还有发生前列腺癌的可能。

23

什么是前列腺癌的精准治疗与个体化治疗

前列腺癌发生发展的遗传因素复杂多样并存在巨大差异，特别是病情进入去势抵抗性前列腺癌（CRPC）阶段，这种差异直接导致了相同病理类型的前列腺癌患者对治疗的反应不尽相同。新一代基因检测技术能明确患者基因变化谱与相关特征，精准评估患者预后，将疾病发展的风险进行分层管理，提示患者对特定药物治疗的敏感性，通过精准化、个体化治疗，前列腺癌患者能明显改善生活质量，有效获得更长的生存期。

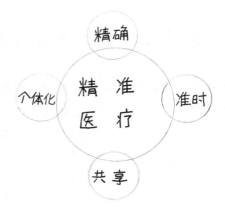

精确

个体化　**精准**　准时
　　　　医疗

共享

　　前列腺癌行精准治疗与个体化治疗需检测并筛查出对肿瘤发生发展具有重要临床意义的突变基因和药物作用的相关靶点。去势抵抗性前列腺癌（CRPC）个体化治疗的药物主要包括：① PARP 抑制药：对于检测发现有 BRCA1/BRCA2 和 ATM 胚系突变的前列腺癌患者，可以选择奥拉帕利、尼拉帕利等药物；②免疫检查点抑制药：相对于正常前列腺细胞，前列腺癌细胞中 PD-L1 表达增多，近年发展起来的免疫检查点抑制药中的 PD-1/PDL-1 抑制药为前列腺癌的免疫治疗提供了新手段。

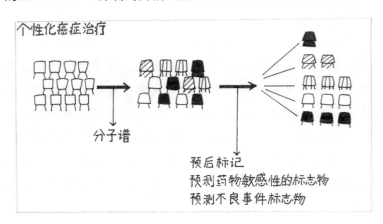

个性化癌症治疗

分子谱

预后标记
预测药物敏感性的标志物
预测不良事件标志物

24

前列腺癌的另一种微创疗法——近距离放疗

前列腺癌的治疗方法包括手术、放射治疗、内分泌治疗。对于局限性前列腺癌，手术治疗和放射治疗可以达到根治的目的。

近距离放疗是一种放射治疗方法，叫作前列腺癌内放射性粒子植入术。它是将专门的放射性粒子经会阴穿刺植入前列腺癌患者的前列腺中，在腺体的内部产生放射治疗作用，杀伤或杀灭前列腺癌细胞。术前及术中在三维治疗计划系统下制订粒子植入计划，放射性粒子在前列腺内的空间分布可以达到准确合理，因而实现控制肿瘤疗效可靠、术后并发症发生率低的目的。

目前，前列腺癌近距离放疗应用的放射性粒子主要有碘和钯两种同位素，即 ^{125} 碘和 ^{103} 钯。这两种同位素的能量都比较低，对周围组织的损伤相对较小，半衰期分别是 60.2 天和 17 天。这种近距离放疗在局限性前列腺癌中的治疗应用越来越普遍。对于选择合适的前列腺癌患者，其疗效可与根治性前列腺癌切除术以及外放射治疗相媲美，同时治疗相关并发症的发生率又明显低于上述两种治疗方法，且具有创伤小、恢复快、住院时间短的优点，显著提高了患者的生活质量。

25

前列腺癌根治术后的辅助治疗有哪些

所谓辅助治疗，就是指当前列腺癌根治术未能如期地彻底清除体内肿瘤时，在术后给患者进行某种形式的治疗，从而进一步清除体内残存的肿瘤细胞，达到提高手术效果的作用。辅助治疗的常用方式包括辅助内分泌治疗、辅助放疗、辅助化疗、靶向治疗、免疫治疗等。

前列腺癌根治术后的辅助治疗，往往会选择内分泌治疗这种方式。那么哪些患者适合术后辅助内分泌治疗呢？研究表明，术后病理提示 T_3 期的患者（肿瘤突破包膜，侵犯精囊等）是辅助内分泌治疗的最佳适应证，对于部分 T_2 期，病理提示有淋巴结转移的患者，也是辅助内分泌治疗的适应证。

除了术后辅助内分泌治疗，术后放疗可以弥补高危患者治疗的不足。前列腺癌根治术后的放疗主要包括辅助放疗（RT）和术后出现 PSA 复发后的挽救性放疗。RT 是指针对根治术后存在局部复发高危因素的患者，在其 PSA 复发之前（PSA < 0.2ng/mL）给予的前列腺瘤床预防性放疗；而挽救性放疗是指针对患者术后 PSA 复发（PSA ≥ 0.2ng/mL）后才给予的前列腺瘤床局部补救性放疗。

化疗是针对多种恶性肿瘤的常用治疗手段，尽管近年来可用于治疗转移性去势抵抗性前列腺癌（mCRPC）的药物和方法越来越多，但由于疗效确切、安全性高、可及性和成本效益良好，以多西他赛为基础的化疗方案成为 mCRPC 的重要治疗手段。多西他赛也已成为转移性激素敏感性前列腺癌（mHSPC）的常规标准治疗方式之一，化疗已成为贯穿整个晚期前列腺癌的基础治疗手段。化疗联合放疗、免疫治疗等手段为前列腺癌患者带来更大获益可能。

　　关于靶向治疗，目前循证医学证据最为充分的前列腺癌靶向治疗方法就是 PARP-1 抑制药。PARP-1 抑制药针对携带 BRCA 基因（如 BRCA1、BRCA2 基因）的前列腺癌患者，疗效非常好。据报道，PARP-1 抑制药的有效率可以达到 80% 以上，所以对于前列腺癌患者，尤其是晚期扩散转移的前列腺癌患者，建议做基因检测。如果患者存在 BRCA 基因突变，建议采用 BRCA 抑制药进行干预和治疗，这些药物都可以作为这部分患者靶向治疗的选择。

　　总之，根据患者的不同病情，针对性地应用前列腺癌术后不同的辅助治疗有利于患者生存期的延长。

26
前列腺癌手术或放疗后为什么要定期随访

关于肿瘤患者的随访问题，简言之，为的是在治疗后了解疾病是否复发、进展和变化，对患者所进行的定期复查。

任何恶性肿瘤本身都具有浸润生长及远处转移的潜在风险，而手术和放疗只能将局限在前列腺的癌细胞"杀死"，对于浸润或者转移到前列腺之外的癌细胞杀灭能力就有限了。所以，当患者回归健康，再次投入工作和生活中，千万不能"高枕无忧"，放松警惕，认为自己的癌症已经完全治愈。原因并不复杂，因为前列腺癌本身的恶性生物学特征决定了，即使是经过彻底的治疗，也并不能绝对避免以后复发和转移的可能。在治疗之前，可能已经有极少数的肿瘤细胞转移或者浸润到前列腺外面的组织、器官，而未能被根治术和放射治疗清除。那些提早转移出去的癌细胞就成为肿瘤复发的"定时炸弹"，只要有合适的条件，它们就会重新生长，形成新的肿瘤病灶。正因如此，每位医生都会提醒患者在治疗后一定要定期随访、复查。

患者应该了解的随访内容，首先是血清前列腺特异性抗原（PSA）检查，这是前列腺癌治疗以后最重要的复查或随访项目。一般来讲，在治疗后的前两年内，每 3 个月需要进行一次 PSA 复查，第 3 年以后，每半年复查一次，如果 PSA 稳定在很低的水平（< 0.4 ~ 0.6μg/L），可以适当延长 PSA 复查的间隔，而如果 PSA 出现上升的现象，则要增加 PSA 检查的频率，必要时需要进行积极的治疗。除了 PSA 检查以外，在每次复诊时，医生还会根据每个患者的具体情况选择性地为患者进行直肠指诊、骨骼扫描、拍摄 X 线胸片、盆腔磁共振等检查。

广大患者应该树立良好心态，在积极治疗的同时，不忽视治疗后的定期随访复查，与医生充分沟通交流，配合监测复查数据，及时调整治疗的策略和方法。让健康之路更好、更远地向前延伸！

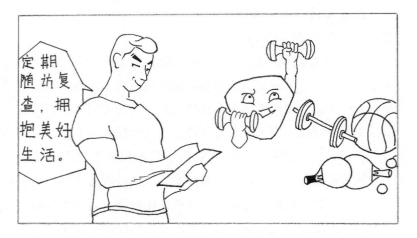

27

前列腺癌根治术后如何护理

（1）常规护理：全麻未醒期间予平卧位，头转向一侧，及时清除口鼻分泌物，保持呼吸道通畅。患者清醒及生命体征平稳后，可将床头抬高 30° ～ 40°，定期为患者翻身、按摩双下肢，防止出现压力性损伤及深静脉血栓。指导患者进食易消化、高蛋白、高热量的流质饮食，逐步由流质饮食、半流质饮食过渡至普食。适当增加饮水量，每天＞2000 毫升，预防便秘。鼓励患者尽早离床活动。

（2）管道护理：避免导尿管、盆腔引流管等管道扭曲、堵塞、脱出；保持管道引流通畅。密切观察引流液的性状、引流量。若引流管短期内出现大量鲜红色引流液，同时患者伴有血压下降等情况，应考虑出血可能，需及时报告医生。

（3）并发症的护理：前列腺癌根治术后发生尿失禁是由于膀胱功能障碍、尿道括约肌功能障碍或两种因素共同作用引起。其中尿道括约肌功能障碍是前列腺癌根治术后尿失禁的主要原因，护理措施包括指导患者进行盆底肌锻炼（盆底肌的运动和排尿训练）。护士会对患者盆底肌锻炼疗效进行评估。

（4）阴茎勃起功能障碍的护理：术前应了解患者的勃起功能状况及相关的危险因素，如糖尿病、高血压、心脏病和吸烟史等。评估患者及家属对病情及手术方式是否理解并且有心理准备。得到配偶的理解支持是患者重要的精神支柱。告知患者发生勃起功能障碍时可考虑植入假体装置，让患者对手术有正确的期望值。

28

表观精准治疗：一种治疗难治性前列腺癌的全新思路

　　表观遗传学是一个新兴的热门研究领域，近年来发展非常迅速，但是对于普通公众来讲，很多人并不了解表观遗传学。表观遗传学从新生命的诞生开始一直贯穿我们的一生，推动着生命的有序变化，通过 DNA 甲基化、组蛋白修饰、miRNA 调控、基因组印记、染色体失活等方式调控有趣的生命现象，与肿瘤等疾病的发生密切相关。表观遗传信息独立于 DNA 之外，而且是可以遗传的，这种信息有的来自 DNA 甲基化，有的来自组蛋白修饰，还有的来自 miRNA。

　　癌症的发生是一个全基因组范围内的"系统"事件，不是由于某一个基因的点突变而引起的，同时伴随癌基因的活化及抑制癌基因的失活，而且这些基因一定会同时引起癌细胞的过度增生和免疫功能或其他癌细胞杀伤功能的降低。多药联合针对全基因组范围内所有分子事件系统治疗癌症的"表观精准治疗"的理念，是真正的"精准治疗"！

哈佛医学院 Dana-Farber 癌症研究所称，通过表观基因组学检查前列腺生物学是了解肿瘤进展机制的基础，前列腺癌转移时表观基因组程序是活跃状态，在正常前列腺和局部前列腺肿瘤中变得静止，在晚期疾病中被重新激活。

表观精准治疗预测平台（epigenomic precision medicine prediction platform，EpiMed）是一个涵盖所有疾病、中药、西药化合物的人体功能基因组学数据的大数据平台。该平台由中国人民解放军总医院卢学春教授带领研究团队历时 20 多年通过运用生物信息学指导临床和基础研究不断积累数据，逐步建立完善起来。平台根据"表达谱相似，功能相近；表达谱相反，功能相异"的原则，将药物和疾病紧密联系起来，运用恰当的计算机辅助统计学方法和相似性比对分析，预测药物治疗疾病的潜在分子机制和筛选靶向治疗疾病的药物。

参考文献

［1］梅骅，陈凌武．高新泌尿外科手术学（第3版）［M］．北京：人民卫生出版社，2014：393-396.

［2］孙颖浩．吴阶平泌尿外科学（2019版）［M］．北京：人民卫生出版社，2019.

［3］黄健．中国泌尿外科和男科疾病诊断治疗指南（2019版）［M］．北京：科学出版社，2020.

［4］阙艳红，王学梅．双平面经直肠超声诊断良性前列腺增生的探讨［J］．中华男科，2005，11（3）：191-194.

［5］王行环，王怀鹏，陈浩阳，等．经尿道等离子体双极电切术治疗良性前列腺增生及膀胱肿瘤［J］．中华泌尿外科杂志，2003，24（5）：318-320.

［6］张心湜，潘柏年，叶敏．经尿道前列腺切除术．见：吴阶平．吴阶平泌尿外科学［M］．济南：山东科学技术出版社，2004：1209.

［7］洪宝发，蔡伟，符伟军，等．选择性绿激光汽化术治疗良性前列腺增生的临床研究［J］．中华泌尿外科杂志，2005，26（1）：17-19.

［8］吴开俊，单织昌．前列腺组织间质内激光凝固治疗前

列腺增生症 76 例报告［J］. 中华泌尿外科杂志，1997（10）：47–48.

［9］朱绍兴，陈仕平，李启镛，等. 血清前列腺特异性抗原和移行带指数与良性前列腺增生急性尿潴留的关系［J］. 中华实验外科杂志，2003，20（12）：1113.

［10］王寅，黄长海，高广智，等. 前列腺增生症病人待机处理期间剩余尿量测定的临床意义［J］. 中华泌尿外科杂志，2000，21：621–623.

［11］郭利君，张祥华，李培军，等. 良性前列腺增生与原发性高血压的相关性研究［J］. 中华外科杂志，2005，43（6）：108–111.

［12］张光银，陈山，刘跃新，等. 前列腺体积参数与良性前列腺增生临床参数的相关性研究［J］. 中华泌尿外科杂志，2002，23（8）：474–476.

［13］魏东，苏洪学，伍建业，等. 前列腺移行区体积和移行区指数在诊断良性前列腺增生中的作用［J］. 临床泌尿外科杂志，2002，17（12）：653–655.

［14］Georgakopoulos J, Zygogianni A, Papadopoulos G, et al.Permanent implan-tation as brachytherapy technique for prostate carcinoma review of clinical trials and guidelines［J］.Rev Recent Clin Trials，2012，7（3）：173–180.

［15］王海涛，张继伟，白焱，等. 去势联合 ^{125}I 粒子近距离放疗治疗中晚期前列腺癌［J］. 中华泌尿外科杂志，2011，32（6）：408–410.

［16］Stock RG, Cahlon O, Cesaretti JA, et al.Combined modalitytreatment in the management of high–risk prostate cancer

［J］.Int J Radiat Oncol Biol Phys，2014，59（5）：1352–13592.

［17］周演铃，马庆华，陶伟，等.老年前列腺癌患者腹腔镜根治术后医院感染的相关因素［J］.中华医院感染学杂志，2020，30（16）：2490–2493.

［18］许鹏，王荫槐.前列腺癌根治术后勃起功能障碍预防及治疗的研究进展［J］.中华男科学杂志，2017，23（7）：656–662.

［19］黄健.中国泌尿外科和男科疾病诊断和治疗指南［M］.北京：科学技术出版社，2019：85–123.

［20］孙殿钦.膳食因素与前列腺癌关系的研究进展［J］.中华肿瘤杂志，2021，43（4）：443–448.

［21］Mottet N，Bergh R，Briers E，et al.EAU–EANM–ESTRO–ESUR–SIOG Guidelines on Prostate Cancer–2020 Update. Part 1：Screening，Diagnosis，and Local Treatment with Curative Intent［J］.Eur Urol，2021，79（2）：243–262.

［22］Dario，Giambelluca，Roberto，et al.PI–RADS 3 Lesions：Role of Prostate MRI Texture Analysis in the Identification of Prostate Cancer［J］.Curr Probl Diagn Radiol，2021，50（2）：175–185.

［23］司龙妹，张佩英，张萌，等.盆底肌训练防治前列腺癌根治术后尿失禁的最佳证据总结［J］.中华护理杂志，2020，55（12）：1859–1864.

［24］马志方.机器人手术在泌尿外科的应用和研究进展［J］.中华泌尿外科杂志，2005，26（5）：355–356.

［25］Fanti S，Goffin K，Hadaschik BA，et al.Consensus statements on PSMA PET/CT response assessment criteria in prostate cancer［J］.Eur J Nucl Med Mol Imaging，2021，48（2）：469-476.

［26］中华医学会泌尿外科学分会前列腺癌联盟．中国前列腺癌早期诊断专家共识［J］.中华泌尿外科杂志，2015，36（8）：361-564.

［27］中华医学会泌尿外科学分会，中国前列腺癌联盟．前列腺穿刺中国专家共识［J］.中华泌尿外科杂志，2016，37（4）：241-244.